O PODER DO
JEJUM
INTERMITENTE

ALEXANDRA VASCONCELOS

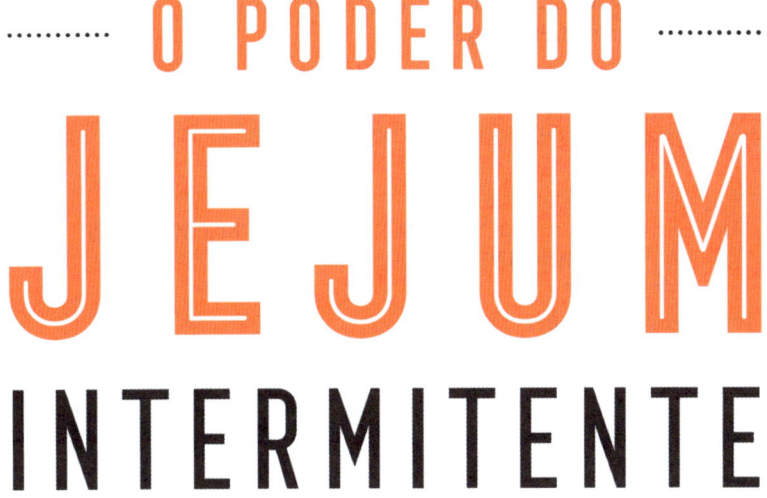

O PODER DO
JEJUM
INTERMITENTE

Copyright © Alexandra Vasconcelos, 2020
Copyright © Planeta Manuscrito, 2020
Copyright © Editora Planeta do Brasil, 2022
Todos os direitos reservados.

Preparação: Vitor Donofrio (Paladra Editorial)
Revisão: Alessandro Thomé e Vivian Matsushita
Diagramação e projeto gráfico: Vitor Donofrio (Paladra Editorial)
Capa: Miguel Leitão
Imagens de capa: © Anton Starikov, Anna Shepulova, e Didecs/Shutterstock
Adaptação de capa: Beatriz Borges

Fotografia da página 201: © Ocphoto/Shutterstock
Fotografias das páginas 202 a 236: © Jorge Nogueira

DADOS INTERNACIONAIS DE CATALOGAÇÃO NA PUBLICAÇÃO (CIP)
ANGÉLICA ILACQUA CRB-8/7057

Vasconcelos, Alexandra
O poder do jejum intermitente / Alexandra Vasconcelos
– São Paulo: Planeta do Brasil, 2022.
256 p.

ISBN: 978-85-422-2170-1

1. Dieta de emagrecimento 2. Jejum I. Título

22-4549   CDD 613.25

Índice para catálogo sistemático:
1. Dieta de emagrecimento – Jejum

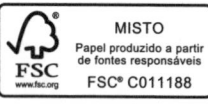

Ao escolher este livro, você está apoiando o manejo responsável das florestas do mundo

2022
Todos os direitos desta edição reservados à
Editora Planeta do Brasil Ltda.
Rua Bela Cintra, 986, 4º andar – Consolação
São Paulo – SP – 01415-002
www.planetadelivros.com.br
faleconosco@editoraplaneta.com.br

Sumário

Introdução 11
Por que falar de epigenética num livro sobre jejum? 12

1. A minha experiência com o jejum intermitente 17
1.1. O verdadeiro desafio: não comer 18
1.2. Nosso corpo está adaptado a períodos longos de jejum? 20
1.3. Está cientificamente provado que o jejum
     é benéfico para o nosso corpo? 21
1.4. O jejum é uma prática milenar 22

2. O que acontece ao nosso corpo quando fazemos jejum   23
2.1. Alteração metabólica – troca do recurso energético
     (glicose por gordura) 25
2.2. Melhoria da sensibilidade à insulina 36
2.3. Aumento da produção do hormônio do crescimento 42
2.4. Reprogramação metabólica 45
2.5. Prioridade na reparação de células
     danificadas e reciclagem (autofagia) 48
2.6. O que acontece quando ficamos sem comer por
     12, 14, 16, 24, 36 ou 48 horas? 50

3. Quem pode fazer jejum 53
3.1. Quem não pode ou não deve fazer jejuns prolongados 53
3.2. Quem pode e deve fazer jejum 54

4. Por que você deve fazer jejum 57
4.1. Faço jejum intermitente para ter mais saúde e me manter jovem e
     saudável! 57

4.2. Para viver mais...59
4.3. O jejum intermitente para perder peso..62
4.4. O jejum intermitente para deixar de ser diabético....................................67
4.5. O jejum intermitente para melhorar a saúde cardiovascular...................69
4.6. O jejum intermitente para livrar-se de doenças autoimunes...................75
4.7. O jejum intermitente para melhorar a saúde do cérebro.........................80
4.8. O jejum intermitente para déficit de atenção e crises de epilepsia 82
4.9. O jejum intermitente para a desintoxicação..82
4.10. O jejum intermitente para reduzir a inflamação
    crônica e o estresse oxidativo 83
4.11. O jejum intermitente para manter o intestino saudável..........................85
4.12. O jejum intermitente para prevenir e vencer o câncer............................86

5. Vantagens do jejum intermitente 91
1. Economiza tempo 91
2. É fácil..91
3. É cômodo 92
4. É universal 92
5. É ajustável...92
6. É concretizável a longo prazo 93
7. É eficaz..93
8. Contribui para a sustentabilidade do planeta 93
9. É econômico 94

6. Os grandes mitos sobre o jejum 95
"Não consigo, vou morrer de fome!"..95
"Vou ficar sem energia se passar muito tempo sem comer"........................96
"Faz mal à saúde ficar muitas horas sem comer"...96
"Não posso fazer exercícios em jejum" 97
"É importante comer de três em três horas
    porque estimula o metabolismo"..100
"O jejum promove a formação de gordura e a perda de músculos".............101
"Vou comer mais se estiver muitas horas sem comer" 101
"O jejum vai originar deficiências nutricionais
    e o meu corpo começará a 'desligar'"...102
"Os níveis de açúcar no sangue diminuem drasticamente".........................103

"Se não comer, não consigo pensar" 103
"Se eu ingerir muita gordura após o jejum, meu colesterol vai aumentar"...104

7. Como fazer jejum 105
Básico: Jejum intermitente de 12 horas (12-12) 106
Iniciante: Jejum intermitente de 14 horas (14-10) 108
Intermediário: Jejum intermitente de 16 horas (16-8) 110
Avançado: Jejum intermitente de 18 horas (18-6) 113
Profissional: Jejum intermitente de 24 horas..114
Superprofissional: Jejum intermitente de 48 horas..................................116
Jejum 5/2... 117

8. O que comer.. 119
8.1. Preparação para o jejum intermitente 120
8.2. O que comer durante o período do jejum................................... 121
8.3. O que comer durante o período de alimentação 127
8.4. A saída do jejum 132
8.5. Como potencializar a perda de peso.. 132
8.6. Suplementos importantes para quem faz jejum intermitente 134

9. Dieta cetogênica..139
9.1. A dieta cetogênica foi cientificamente validada? 139
9.2. A dieta cetogênica é benéfica em que situações?.......................141
9.3. O que comer nessa dieta? 144
9.4. Como incluir a dieta cetogênica no jejum intermitente?...........151

10. A dieta que imita o jejum 153
10.1. Como surgiu a dieta que imita o jejum (FMD)? 154
10.2. Por que fazer cinco dias de jejum protege
       contra doenças e envelhecimento?.. 155
10.3. Como pôr em prática – Plano alimentar para cinco dias 160
10.4. O que esperar após os cinco dias? 168

11. "Não consigo fazer jejum" – Como vencer as dificuldades 171
O que fazer se... 172
    Tenho fome.. 172
    Tenho dor de cabeça 174
    Sinto falta de força, sensação de fraqueza ou tonturas.................. 174

    Não consigo fazer exercícios físicos 175
    Não consigo pensar se não comer 176
    Comer fora de casa é um problema 177
    O jejum intermitente não funcionar 177
    Se precisar tomar algum medicamento em jejum 178
    Não consigo dispensar meu café da manhã 178
Truques para ter sucesso 179
Lembre-se 180

12. Como avaliar se o jejum está funcionando 183
12.1. Questionários 184
12.2. Análises clínicas 187
12.3. Peso e avaliação antropométrica 188

Conclusão 193
Receitas 197
Bibliografia 239
Agradecimentos 255

Introdução

Felizmente, cada vez mais temos tomado consciência do impacto de nossa maneira de comer e do modo e do local onde vivemos sobre nosso envelhecimento. Pequenos gestos inconscientes, intuitivos e irrefletidos têm uma influência determinante no processo de envelhecimento de cada um. Os alimentos, nutrientes, tóxicos e déficits micronutricionais podem interferir em nossos genes e deixar que se expressem determinados polimorfismos, variações genéticas das quais somos portadores.

A nossa informação genética está codificada no DNA, que é constituído por 23 pares de cromossomos. Nosso genoma já foi completamente sequenciado, e os resultados foram publicados pelo Projeto do Genoma Humano em 2004. Sequenciar significa identificar a sequência dos 3 bilhões de pares de bases ao longo das cadeias do DNA. O resultado é surpreendente, afinal, temos apenas 23 mil genes que controlam todo o nosso corpo. Mas a grande revelação é que o ser humano tem apenas 13 mil genes a mais do que a mosca-do-vinagre (*Drosophila melanogaster*). No entanto, o fato de não termos tantos genes assim não quer dizer que sejamos menos complexos, nem que seja mais fácil encontrar o gene responsável por cada doença. Os genes podem ser responsáveis por apenas 10% das doenças que surgem, e, afinal, quem comanda é a epigenética.

A epigenética é uma área emergente da ciência que suscita cada vez mais interesse, uma vez que estuda as modificações no genoma

(cromatina e DNA) que não envolvem alterações na sequência do DNA. Essas marcas epigenéticas fornecem informações muito importantes para diagnóstico, prognóstico e prevenção de patologias como câncer, doenças cardiovasculares, entre outras.

Os marcadores epigenéticos mostram que o ambiente pode alterar a expressão ou silenciar certos genes. Suponha que você seja portador de um polimorfismo que configura determinada doença. É possível silenciar esse gene ou ativar a expressão que inibe a doença, como se cada gene tivesse um botão de *on* e *off*. A alimentação, o exercício, o estado de espírito, as emoções, o estresse e ainda alguns nutrientes, como a vitamina D, podem alterar a forma como os genes se expressam.

POR QUE FALAR DE EPIGENÉTICA NUM LIVRO SOBRE JEJUM?

É verdade... O jejum influencia o surgimento de doenças e silencia genes que as expressam. A influência da epigenética nos genes pode até reverter algumas situações patológicas que já se fazem sentir. Caro leitor, tenha, por favor, a plena consciência de que esse regime não é apenas benéfico para perder peso, mas é um regime que lhe permite viver sem doenças e tornar mais lento, paulatino e saudável o seu processo normal de envelhecimento.

A medicina integrativa leva em conta todas essas questões e centra-se na pessoa como um todo, permitindo que envelheçamos de modo saudável. O *healthy aging*, ou envelhecimento saudável, não é um conceito antienvelhecimento, porque este é inevitável, todos vamos envelhecer. É antes um processo que está ao alcance de todos, podendo, hoje, por meio de uma medicina personalizada, atuar na saúde – e não apenas na doença.

Sabemos que existem regras de ouro. A alimentação é uma das mais imprescindíveis: deve ser saudável, biológica, orgânica, o mais

natural possível, com pouco glúten e produtos lácteos. Fazer exercícios físicos, dormir bem, reduzir o estresse e a exposição a tóxicos e a campos eletromagnéticos são correções fundamentais.

Se o terreno biológico está desequilibrado, surgem carências nutricionais, deficiências no metabolismo da glicose, alterações de pH, alterações emocionais, oxidações e intoxicações, instalando-se um estado perigoso. A inflamação e a resistência à insulina são estados de desequilíbrio que levam inevitavelmente a doenças.

O intestino é um dos nossos maiores aliados na manutenção da saúde e, por isso, merece a nossa melhor atenção.

Doenças neurológicas, diabesidade e doenças autoimunes aparecem em terrenos inflamados e são consequência da maneira como vivemos.

A decisão de não comer durante determinado período tem um poderoso efeito benéfico sobre todos esses desequilíbrios e doenças.

Mas, invariavelmente, surgem as perguntas: E agora? O que fazer? Como mudar hábitos de vida que cultivamos ao longo de várias gerações? Como mudar? Como cozinhar? Como aguentar ficar sem comer?

Esse é o nosso grande desafio.

Nos meus livros anteriores, compartilhei várias dicas práticas sobre o que podemos fazer para alterar a maneira como vivemos, comemos e pensamos, bem como o ambiente onde vivemos.

O poder do jejum intermitente surge para servir de guia às pessoas que desejam manter-se jovens e saudáveis.

O jejum é "mágico", curativo e, sobretudo, ajuda-nos a entender rapidamente que comer muito e mal não é bom para a nossa saúde.

O meu entusiasmo e a minha convicção de que essa seria uma fantástica abordagem surgiram quando percebi que o jcjum intermitente poderia constituir uma ferramenta poderosa para as pessoas mais céticas e com maior resistência à mudança. O jejum

intermitente pode mesmo protagonizar a mudança e ser aquele impulso que lhe faltava. Em apenas dois ou três dias é possível sentir e vivenciar o impacto negativo que alguns alimentos têm sobre sua vida e sobre sua saúde.

Muitas pessoas não sabem, não conseguem e não querem mudar. Quando lhes pedimos para ficarem de 16 a 18 horas sem comer, isso acaba por funcionar porque não é necessária muita proatividade, deixam de existir complicações com as compras, não é preciso cozinhar de maneira diferente e acaba a dificuldade em encontrar receitas compatíveis com o plano alimentar. Por mais que possamos ajudar uma pessoa quando instituímos um regime alimentar diferente, a imaginação acaba se esgotando, e essa mudança, que sem dúvida é um processo, pode se tornar uma tarefa mais demorada e cheia de altos e baixos.

Não comer é fácil, logisticamente não implica grandes mudanças e não há curva de aprendizagem. O efeito é milagroso, no sentido de que, ao fim de alguns dias, as pessoas sentem-se efetiva e substancialmente melhores apenas não comendo.

Mas fazer jejum de forma contínua, sistemática e prolongada no tempo e torná-lo um modo de viver requer alguns cuidados, e são necessários ensinamentos práticos. É importante ter consciência de quantas horas podemos ficar sem comer, o que é permitido comer durante o jejum, quais as opções alimentares para a saída do jejum e como vencer pequenas dificuldades.

As evidências, ou seja, as provas científicas relativas ao poder e aos efeitos benéficos do jejum na saúde das pessoas, são claras, abundantes e irrefutáveis.

Este livro é uma compilação das informações mais relevantes conhecidas atualmente sobre os benefícios do jejum, e pode ser essencialmente um guia para ajudá-lo a implementar essa prática com sucesso, usufruindo de seus efeitos positivos sem passar fome.

Agora que você deve estar curioso e tentado a iniciar logo os seus jejuns intermitentes, certamente lhe vem o ímpeto de passar algumas páginas adiante para saber o que deve fazer. Não se preocupe, explicarei tudo de maneira prática e rápida nos capítulos seguintes.

Afinal, apesar de não parecer, é fácil incluir esse hábito no dia a dia. É simplesmente não comer durante um período. Talvez você esteja pensando: "Eu quero, mas acho que não serei capaz! Ficarei mal-humorado, com fraqueza, não conseguirei trabalhar, tampouco pensar".

Não se preocupe! É isso o que você vai aprender com este livro: como fazer jejum e ultrapassar facilmente todos os obstáculos.

Além das vantagens do jejum intermitente, essa prática constituirá uma ferramenta para o resto de sua vida, que poderá ser utilizada sempre que você quiser, onde quiser e sem gastar dinheiro.

Não comer é barato, gasta menos e não implica compras adicionais, além de sobrar tempo para outras tarefas.

Neste livro, você vai aprender tudo sobre o jejum intermitente: truques e formas de vencer as dificuldades iniciais e não ter fome, o que comer durante o jejum e durante a janela em que se alimenta e como potencializar esse processo realizando exercícios físicos.

E por que um livro sobre jejum inclui receitas? O jejum tem um resultado ainda melhor de acordo com o que comemos durante o período em que nos alimentamos. Receitas cetogênicas elevam drasticamente os bons resultados do jejum e, por isso, incluo muitas delas neste livro.

Lembre-se: fazer jejum não implica ter fome, tampouco não comer ou comer mal.

Mas você não está lendo um livro que se limita ao jejum. Além de incluir um capítulo sobre o que comer nos períodos dedicados à alimentação, esta leitura ainda vai ensiná-lo a potencializar o jejum por meio da dieta cetogênica e a introduzir, algumas vezes no ano,

uma alimentação que imita o jejum e lhe trará ainda mais benefícios incríveis.

Este livro o deixará surpreso ao descobrir o poder curativo do jejum e como essa prática pode ser sua varinha mágica para se manter jovem e saudável!

1. A minha experiência com o jejum intermitente

Há uma vida boa para viver, e todos temos direito a ela. Ter saúde é indiscutivelmente o grande pilar de uma vida boa.

O jejum é mágico e poderoso. Manter períodos de jejum liberta o seu corpo e lhe proporciona saúde, permitindo equilibrar metabolismos e acessar corretamente os mecanismos de recuperação e autocura do organismo. A cura está dentro de nós, mas para encontrá-la é necessário querer, acreditar e desejar ser saudável.

> "É parte da cura o desejo de ser curado."
> Sêneca

Não sei se foi por sorte ou se o meu metabolismo ou a minha sensibilidade para saber ouvir o meu corpo me levaram a ficar muitas horas sem comer. Desde sempre me habituei a tomar um café da manhã tardio. Sempre senti que ficar longos períodos sem comer me fazia bem, sentia-me desintoxicada, mais leve, mais focada e com mais energia.

Apesar de também ter ouvido dizer durante toda a vida que faz mal ficar muitas horas sem comer, insisti e não alterei a minha rotina de sempre: tomar o café da manhã apenas algumas horas após acordar.

Quando conscientemente decidi começar a fazer jejum de maneira ritmada e mais prolongada, meu corpo sentiu e agradeceu.

Os primeiros três dias foram os mais difíceis, porque após 14 horas em jejum eu obviamente sentia fome. A vontade de comer alguma coisa era por vezes avassaladora. Comecei a pensar que era o estômago que estava controlando minha mente. Enganava-o com chá e água quente com limão. Passados três dias, essa sensação foi se atenuando e percebi alguns sinais claros de que estava no bom caminho. Os meus pensamentos eram mais claros, estava mais focada e com maior facilidade de raciocínio. A barriga nunca inchava e os intestinos funcionavam com perfeição. Mas o melhor aconteceu algumas semanas depois, quando alguma gordurinha acumulada começou a desaparecer.

É verdade que o jejum intermitente é uma ferramenta poderosa e que pode também ajudar na perda de peso, além de trazer diversos benefícios à nossa saúde. Mas no início não é fácil, e é necessário acompanhamento para que os resultados apareçam e sejam ultrapassadas todas as dificuldades iniciais.

1.1. O VERDADEIRO DESAFIO: NÃO COMER

Entendo que não comer durante um longo período pode ser um verdadeiro desafio, sobretudo porque no mundo moderno a comida está disponível por todo lado e a qualquer hora. Fomos educados sob determinadas convicções, e uma delas é a necessidade de comer várias vezes ao dia, somada à ideia de que faz mal passar muitas horas sem comer.

Fazer jejum intermitente consiste em ficar algumas horas do dia sem comer, e nada tem a ver com dietas ou regime alimentar. Na verdade, todos os dias fazemos jejum intermitente quando dormimos. Muitas vezes, ficamos 12 ou mais horas sem comer. O café da manhã

é a primeira refeição que quebra o jejum, devendo por isso ser a principal do dia. Curiosamente, os ingleses a chamam de *breakfast*, que significa literalmente "quebra do jejum".

Mas será que o jejum deve ser quebrado logo quando despertamos? Muitos estudos mostram que devemos quebrar o jejum somente algum tempo após acordarmos, para deixar o corpo reparar-se e produzir alguns hormônios, processo que é facilitado pelo estômago vazio, como o hormônio do crescimento, relacionado ao antienvelhecimento. Essencialmente, o jejum intermitente ensina o nosso corpo a queimar a gordura acumulada, e não apenas a glicose (açúcar), como veremos adiante.

Mas a nossa realidade sempre foi outra! Durante toda a vida obrigaram-nos a comer. Esse hábito é conjuntural, faz parte da nossa rotina, da maneira como fomos educados e também como educamos.

Por isso entendo que muitos dos leitores acreditem que o jejum intermitente é estranho, difícil de cumprir e que até julguem ser perigoso e prejudicial à saúde.

Mas, agora que não tenho dúvidas, entendi que seria importante compartilhar minha experiência pessoal e profissional, bem como a validação científica mais importante sobre as vantagens de fazer jejum.

A quantidade de mulheres e homens que chega à consulta, muitos deles exaustos de fadiga e desespero, com bagagens repletas de anos sem fim de exames exploratórios, sem qualquer explicação para a causa do seu padecimento, retirou-me as dúvidas sobre a eficácia do jejum intermitente, dado que, na maioria dos casos, jejuar devolve saúde e qualidade de vida às pessoas.

Sem perder muito tempo, peço a eles que façam jejum intermitente de acordo com o modelo que revelarei mais à frente. É inacreditável e simplesmente mágico. Os sintomas estranhos que dizem

ter há mais de vinte anos começam a dissipar-se aos poucos, até que ao fim de 21 dias o corpo deixa de se queixar.

1.2. NOSSO CORPO ESTÁ ADAPTADO A PERÍODOS LONGOS DE JEJUM?

E se pensarmos na maneira como viviam os nossos antepassados? O jejum é tão antigo quanto a humanidade e muito mais antigo do que qualquer outra técnica dietética.

Quando tenho dúvidas, para mim faz todo o sentido recorrer ao caminho mais intuitivo e ao que preserva a nossa essência e o nosso genoma. O estudo e o conhecimento sobre a maneira como os nossos antepassados viviam levam-nos a descomplicar e a entender melhor o que mais se ajusta ao nosso corpo. Os hábitos dos nossos antepassados eram mais naturais, simples e os que mais respeitavam a nossa genética.

Você por acaso consegue vislumbrar um homem das cavernas acordando e correndo imediatamente para abrir a geladeira ou o armário em busca do que comer? Ou despertando ainda antes da aurora para se alimentar? Essa é, infelizmente, a rotina de muitos de nós: acordar algumas horas antes de o dia nascer. E, com isso, comemos quando o corpo ainda não está preparado para receber alimentos.

Você acha que o homem das cavernas precisava comer para ter forças e energia para caçar? Ou, pelo contrário, caçava para ter o que comer?

Era assim a rotina: a noite servia para dormir, o amanhecer era para acordar e sair em busca de alimentos.

Nessa era da pré-história, que começou há cerca de 2,5 milhões de anos, nossos antepassados produziram os primeiros artefatos em pedra lascada e viviam em cavernas. Essa época se estendeu por

mais de 2 milhões de anos, terminando com a revolução neolítica em 10 mil a.C. e a introdução da agricultura.

Durante o período pré-neolítico, comia-se no máximo uma vez ao dia, isso quando havia presas. De resto, as pessoas petiscavam uma semente aqui, um fruto selvagem ali.

O paleolítico é a época antiga mais bem documentada: ainda não existia a agricultura, os homens caçavam animais e coletavam os vegetais, as sementes, os frutos e as raízes que encontravam pela frente. Era necessário caçar, matar e encontrar os alimentos para poder comer. Não havia modos de conservar a comida por muito tempo. O simples ato de abrir o armário ou a geladeira e comer o que nos apetece não tem muito tempo de história. A abundância começou no fim do século 19, com a Revolução Industrial e, sobretudo, após a Segunda Guerra Mundial.

É surpreendente quando constatamos que, afinal, é fácil jejuar durante longos períodos. Provavelmente, isso tem a ver com a nossa genética.

1.3. ESTÁ CIENTIFICAMENTE PROVADO QUE O JEJUM É BENÉFICO PARA O NOSSO CORPO?

Há muito se fala dos benefícios do jejum intermitente. Nos últimos anos, proliferaram-se estudos e investigações remetendo às vantagens globais para a saúde da introdução de longos períodos sem comer. A atribuição do prêmio Nobel de Medicina de 2016 ao japonês Yoshinori Ohsumi fez aumentar o interesse pelo tema e abriu caminho para inúmeras investigações sobre o jejum. O trabalho de Ohsumi incidiu na descoberta de mecanismos de autofagia e veio mostrar como as células sobrevivem em períodos de jejum e de infecções.

Se fizermos uma pesquisa pelo termo *"intermittent fasting diet"* na biblioteca científica virtual Pubmed, por exemplo, encontraremos

quase 50 mil artigos, número que mostra o interesse que esse tema suscita na comunidade científica. Muitos dos artigos concluem que jejuar por períodos durante o dia ou durante um ou mais dias por semana traz inúmeros benefícios para a saúde. Existem centenas de livros publicados em todo o mundo (basta pesquisar em sites como a Amazon) que apresentam vantagens validadas cientificamente da prática do jejum intermitente.

1.4. O JEJUM É UMA PRÁTICA MILENAR

Seu corpo está preparado para essa prática milenar e desde sempre vinculada à boa saúde e longevidade. Vejamos alguns exemplos presentes ao longo da história.

No paleolítico, o homem só se alimentava quando havia comida, e fazia jejuns prolongados de três ou mais dias. A natureza nos fez assim, adaptados à escassez de alimentos e capazes de ficar mais atentos, lúcidos, energéticos e alertas para poder caçar após três dias de jejum.

No século 14, Philip Paracelsus escreveu: "O jejum é o melhor de todos os remédios". No século 18, Benjamin Franklin (1706–1790) escreveu: "O melhor de todos os remédios é o descanso e o jejum". Gregos do cristianismo ortodoxo podem fazer tipos diferentes de jejum durante 180 a 200 dias no ano.

Os muçulmanos, no Ramadã, fazem jejum o dia inteiro, todos os dias, comendo somente à noite ou antes do nascer do Sol. O profeta Maomé incentivava o jejum todas as segundas e quintas-feiras.

O catolicismo também defende a prática do jejum, ainda que, hoje em dia, a Igreja não a promova e quase ninguém siga essas diretrizes, embora a Bíblia refira o jejum de quarenta dias de Jesus Cristo antes de iniciar o seu ministério.

2. O que acontece ao nosso corpo quando fazemos jejum

Os organismos vivos desenvolveram mecanismos que lhes permitiram sobreviver a longos períodos de ausência de comida. A adaptação para alguns seres vivos é a hibernação. Os mamíferos que não estão adaptados a esse estado de adormecimento encontram como alternativa a acumulação de reservas energéticas no fígado e no tecido adiposo. Esse verdadeiro armazém de reservas permite-lhes ultrapassar longos períodos de abstinência alimentar.

Hoje existe a certeza de que fazer jejum constitui um tratamento efetivo contra inúmeras doenças e que essa prática assume um papel determinante na manutenção da saúde e na prevenção de doenças. Há várias razões, todas cientificamente identificadas, que relacionam a prática do jejum a esses efeitos. A modulação da concentração do açúcar no sangue influencia a resistência periférica à insulina, que está na base da inflamação crônica. Ambientes inflamados são corpos propensos a adoecer, e a ausência de comida por períodos maiores durante o dia está ligada à redução da inflamação.

A alteração metabólica, ou seja, a troca do recurso energético da glicose pela gordura, fenômeno que ocorre em situações de jejum prolongado, tem implicações muito benéficas, especialmente na melhoria da sensibilidade à insulina.

As repercussões do jejum intermitente em nosso corpo são poderosas: a ausência de alimentação permite a alteração e a correção de mecanismos que atuam na origem de quase todas as doenças

crônicas e cuja normalização é essencial para que nos mantenhamos saudáveis.

Além disso, em situações de jejum prolongado (mais de 24 horas), os processos de autofagia (limpeza) tornam-se prioritários.

O jejum suscita também um aumento na produção do hormônio do crescimento, promovendo um envelhecimento saudável e um ritmo fisiológico normal. A autofagia, eliminação fisiológica dos produtos excedentes do metabolismo, é necessária e fundamental para nos mantermos saudáveis e livres de toxinas.

O esquema a seguir resume as repercussões imediatas e diretas de jejuns em nosso organismo:

» **Benefícios do jejum**

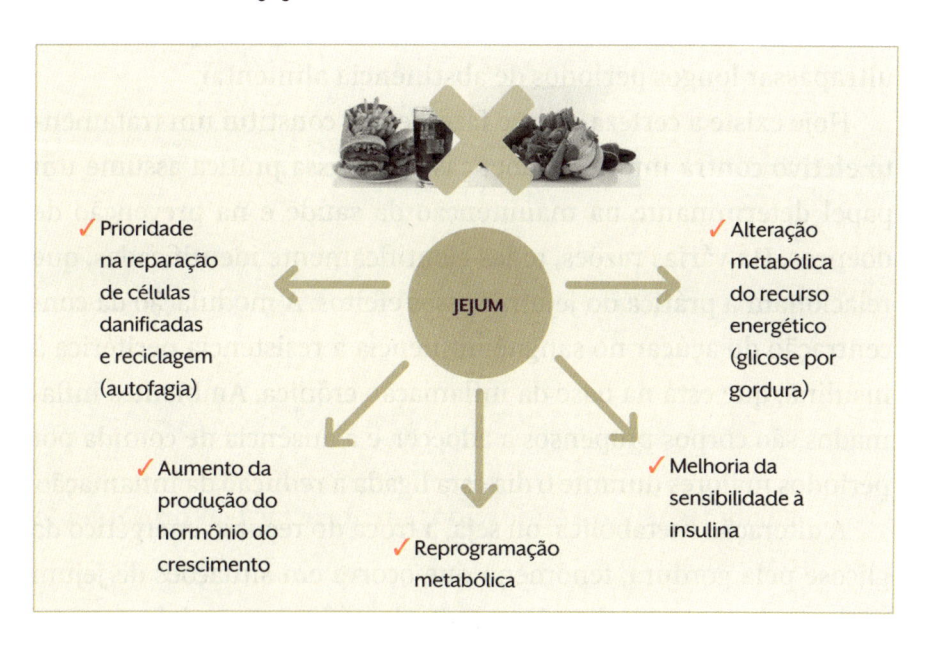

JEJUM

✓ Prioridade na reparação de células danificadas e reciclagem (autofagia)

✓ Alteração metabólica do recurso energético (glicose por gordura)

✓ Aumento da produção do hormônio do crescimento

✓ Reprogramação metabólica

✓ Melhoria da sensibilidade à insulina

2.1. ALTERAÇÃO METABÓLICA – TROCA DO RECURSO ENERGÉTICO (GLICOSE POR GORDURA)

Nosso corpo armazena uma pequena parte do açúcar proveniente da alimentação sob a forma de glicogênio e transforma o restante em gordura, acumulando-a. Podemos ter de 1.600 a 2.000 calorias armazenadas em glicogênio nos nossos músculos, ao mesmo tempo que conseguimos acumular mais de 40 mil calorias sob a forma de gordura. Acontece que o corpo utiliza preferencialmente a energia sob a forma de glicogênio, aquela que se acumula no músculo. Quando o corpo precisa de mais energia, temos vontade de comer.

Após cada refeição, no momento que deixamos de ingerir comida, o nosso corpo está utilizando como fonte de energia a glicose proveniente do que ingerimos na refeição anterior. Quando essa fonte esgota, existem duas hipóteses:

1. Ou comemos novamente, recomeçando o ciclo, ou seja, nosso corpo continua a utilizar essa energia recém-chegada sob a forma de comida.
2. Ou não comemos e iniciamos um período de jejum. Nesse caso, a energia é obtida por meio da reserva de glicogênio acumulado nos músculos e no fígado. Mas, prolongando-se o jejum, as reservas em glicogênio acabam por se esgotar, dando início ao processo de gliconeogênese, que significa a formação de glicose no fígado a partir de substâncias não glicídicas, como aminoácidos e frutose (açúcar proveniente das frutas).

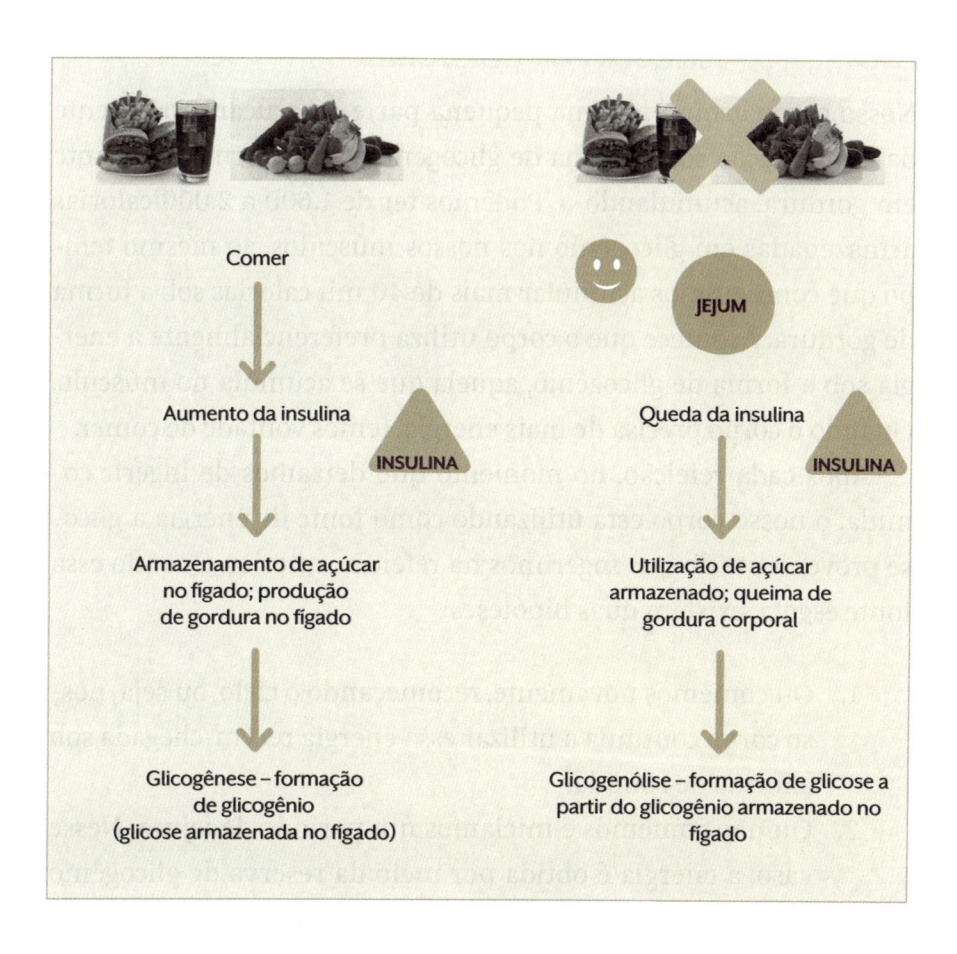

```
        Comer                           JEJUM
          ↓                               ↓
   Aumento da insulina              Queda da insulina
       INSULINA                        INSULINA
          ↓                               ↓
  Armazenamento de açúcar         Utilização de açúcar
    no fígado; produção           armazenado; queima de
    de gordura no fígado            gordura corporal
          ↓                               ↓
   Glicogênese – formação       Glicogenólise – formação de glicose a
      de glicogênio              partir do glicogênio armazenado no
  (glicose armazenada no fígado)            fígado
```

Fique sabendo

Conheça alguns termos importantes:

Glicogênese: Formação de glicogênio. Síntese de glicogênio no fígado e nos músculos a partir da glicose excedente em circulação. Esse processo é ativado pela insulina em resposta aos altos níveis de glicose sanguínea.

Glicogenólise: Formação de glicose a partir do glicogênio armazenado no fígado e nos músculos.

> **Gliconeogênese:** Conversão de substâncias não glicídicas (como aminoácidos, lactato, piruvato, glicerol e propionato) em glicose ou glicogênio. Esse termo pode ser usado para incluir a conversão da frutose da dieta em glicose ou glicogênio.

Esse processo assegura a quantidade mínima de açúcar necessária para o cérebro e os glóbulos vermelhos. Todo o resto do corpo utiliza como fonte calórica a gordura acumulada. A glicose, metabolizada pelo fígado e pelos rins, é suficiente para manter as necessidades de açúcar do corpo. Logo, com a prática do jejum, o corpo deixa aos poucos de queimar glicose e passa a ser uma "máquina de queimar gordura".

Em resumo, no início, gastamos a energia proveniente da alimentação, que normalmente aporta um conjunto de macronutrientes importantes, como carboidratos, proteínas e gorduras.

Quando deixamos de comer, mesmo que por períodos mais longos – que podem ir desde algumas horas até vários dias –, o corpo recorre a outras diversas fontes de calorias. Nas primeiras horas, gastamos o açúcar armazenado nos músculos sob a forma de glicogênio. O prolongamento do jejum esgota o glicogênio, e o corpo começa a queimar gordura. A oxidação das gorduras vai aumentando à medida que se reduz a oxidação dos carboidratos. Nesse processo, a proteína fica intacta, ainda que o jejum se mantenha por vários dias, como podemos ver no gráfico representativo da utilização de nutrientes ao longo de vários dias de jejum.

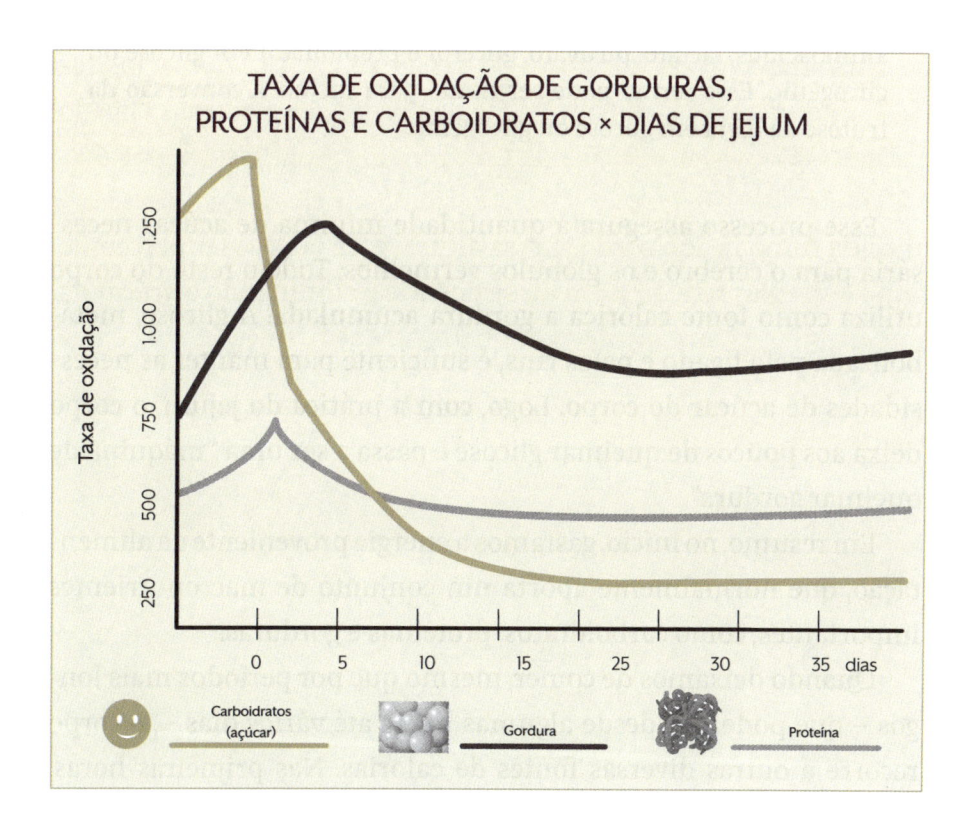

TAXA DE OXIDAÇÃO DE GORDURAS, PROTEÍNAS E CARBOIDRATOS × DIAS DE JEJUM

Quando comemos, os carboidratos são os primeiros macronutrientes a oxidar logo após a ingestão de alimentos, de modo que, depois da digestão, sua utilização vai caindo (linha bege). Passadas doze horas após a última refeição, a oxidação dos carboidratos é quase nula (linha cinza-claro do gráfico). Paralelamente, há um aumento do consumo da gordura armazenada para a obtenção de energia, representado no gráfico pela linha cinza-escuro.

Se comemos de três em três horas ou não respeitamos um período de jejum de no mínimo doze horas, esse processo nunca acontece, portanto, a gordura hepática não é utilizada. Por isso acabamos por manter um fígado "gordo".

Como a quantidade de glicose no sangue é sempre considerável, há estimulação das células beta do pâncreas, que produzem insulina, responsável pela transformação da glicose em gordura. O fígado acumula glicose sob a forma de glicogênio (glicogênese) e, por isso, frequentemente deparamos com a esteatose hepática, também conhecida como fígado gordo. A essa altura, você já deve ter percebido como é simples reduzir a esteatose hepática: eliminando o *açúcar* da alimentação, e não a *gordura*, como erroneamente nos fazem crer.

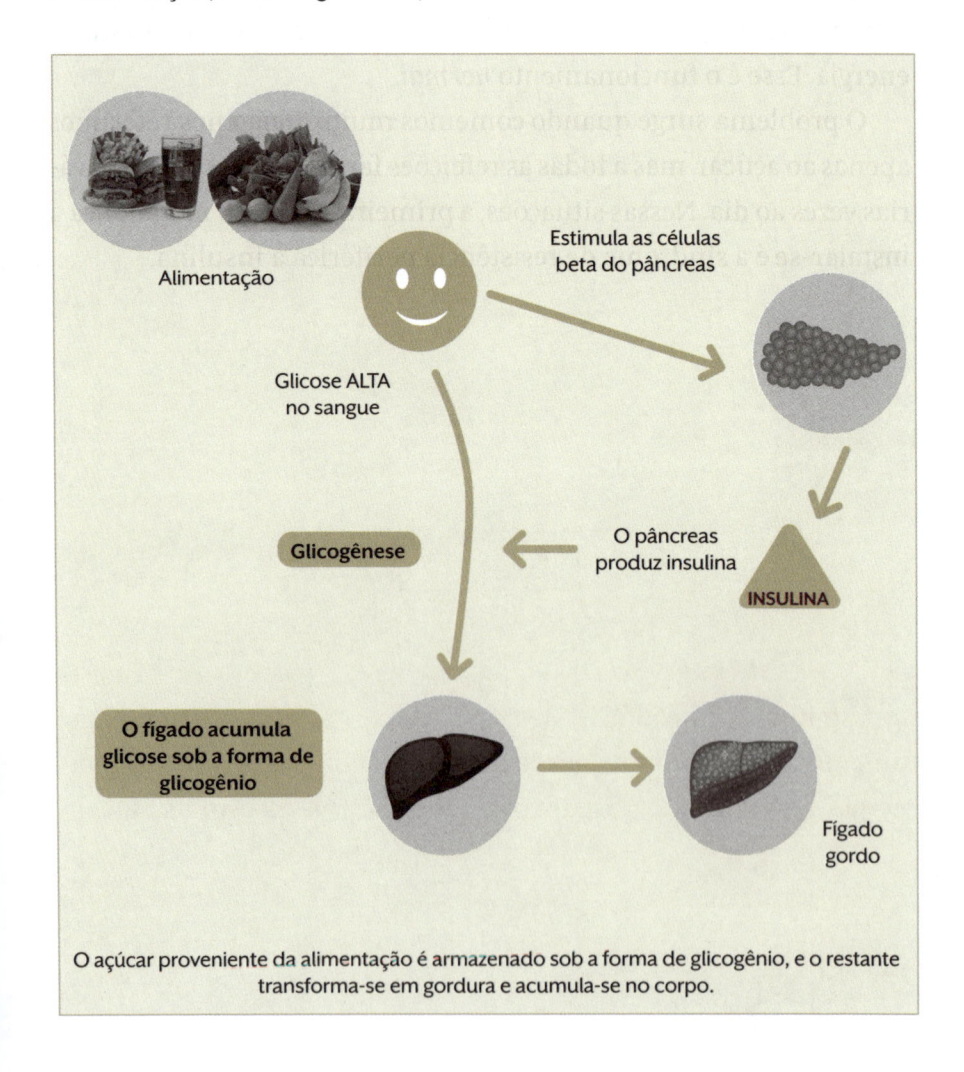

Alimentação → Glicose ALTA no sangue → Estimula as células beta do pâncreas → O pâncreas produz insulina (INSULINA) → Glicogênese → O fígado acumula glicose sob a forma de glicogênio → Fígado gordo

O açúcar proveniente da alimentação é armazenado sob a forma de glicogênio, e o restante transforma-se em gordura e acumula-se no corpo.

Quando comemos, o corpo decompõe os alimentos em glicose, necessária para suas funções vitais, como a cardíaca, e para todo o sistema nervoso central e demais órgãos, incluindo o coração. Ao fazermos digestão, a glicose entra na corrente sanguínea. No entanto, ela não consegue chegar às células sem a ajuda da insulina, que é produzida pelo pâncreas mediante um sinal da existência de açúcar.

Esse hormônio, a insulina, associa-se às células e lhes dá o sinal para que abram e permitam a entrada da glicose. A insulina é imprescindível para que as células acessem a glicose, sua fonte de energia. Esse é o funcionamento *normal*.

O problema surge quando comemos muito. E não nos referimos apenas ao açúcar, mas a todas as refeições fartas e que acontecem várias vezes ao dia. Nessas situações, a primeira alteração metabólica a instalar-se é a síndrome de resistência periférica à insulina.

EM JEJUM...

JEJUM

Glicose BAIXA no sangue

Estimula as células alfa do pâncreas

O pâncreas produz glucagon

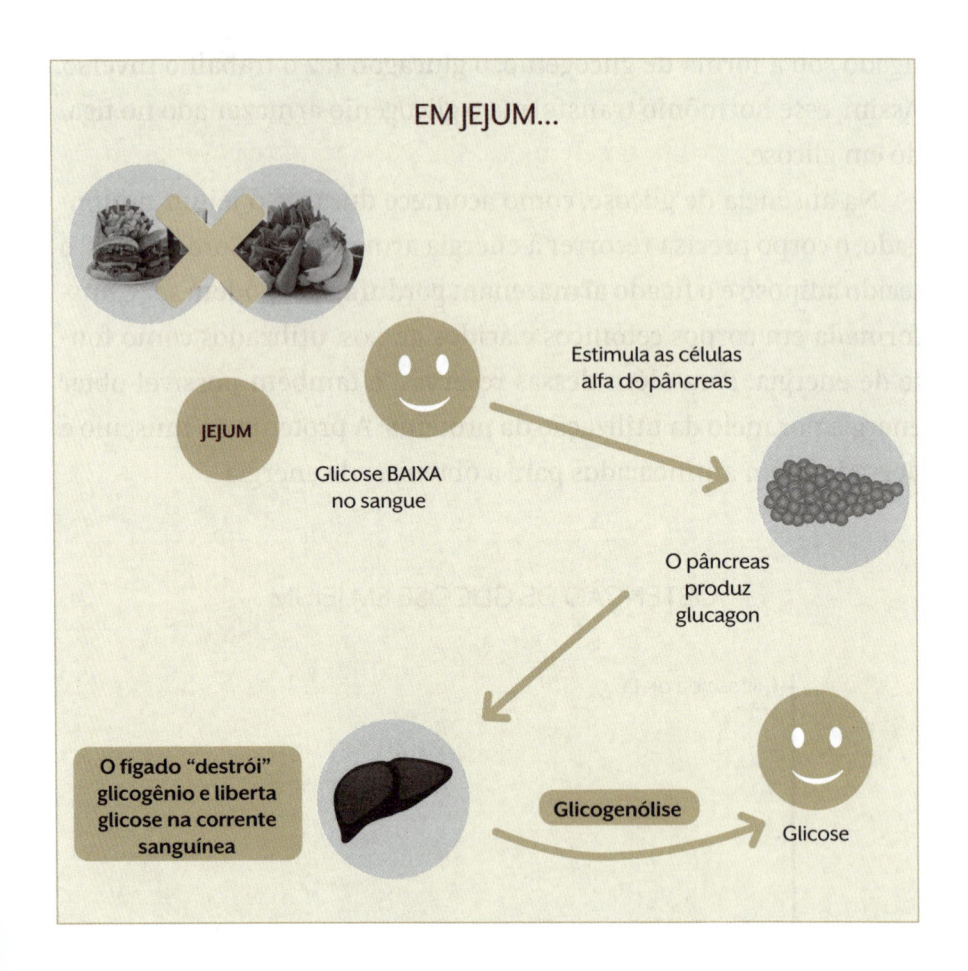

O fígado "destrói" glicogênio e liberta glicose na corrente sanguínea

Glicogenólise

Glicose

Quando estamos em jejum, já durante as primeiras horas a quantidade de glicose, aminoácidos e ácidos graxos que circula no sangue diminui progressivamente. A baixa concentração de glicose no sangue é responsável pela diminuição da produção de insulina e pela ativação das células alfa do pâncreas, dando lugar à produção de glucagon. Esse hormônio tem uma ação inversa à da insulina. Baixas concentrações de açúcar aumentam a produção do glucagon, que ajuda o fígado a libertar-se do excesso de glicogênio.

Tanto a insulina como o glucagon são produzidos pelo pâncreas. Enquanto a insulina retira a glicose do sangue e a armazena no

fígado sob a forma de glicogênio, o glucagon faz o trabalho inverso. Assim, esse hormônio transforma o glicogênio armazenado no fígado em glicose.

Na ausência de glicose, como acontece durante o jejum prolongado, o corpo precisa recorrer à energia armazenada. Como vimos, o tecido adiposo e o fígado armazenam gordura, que poderá ser transformada em corpos cetônicos e ácidos graxos, utilizados como fonte de energia. Para além dessas reservas, é também possível obter energia por meio da utilização da proteína. A proteína do músculo é degradada em aminoácidos para a obtenção de energia.

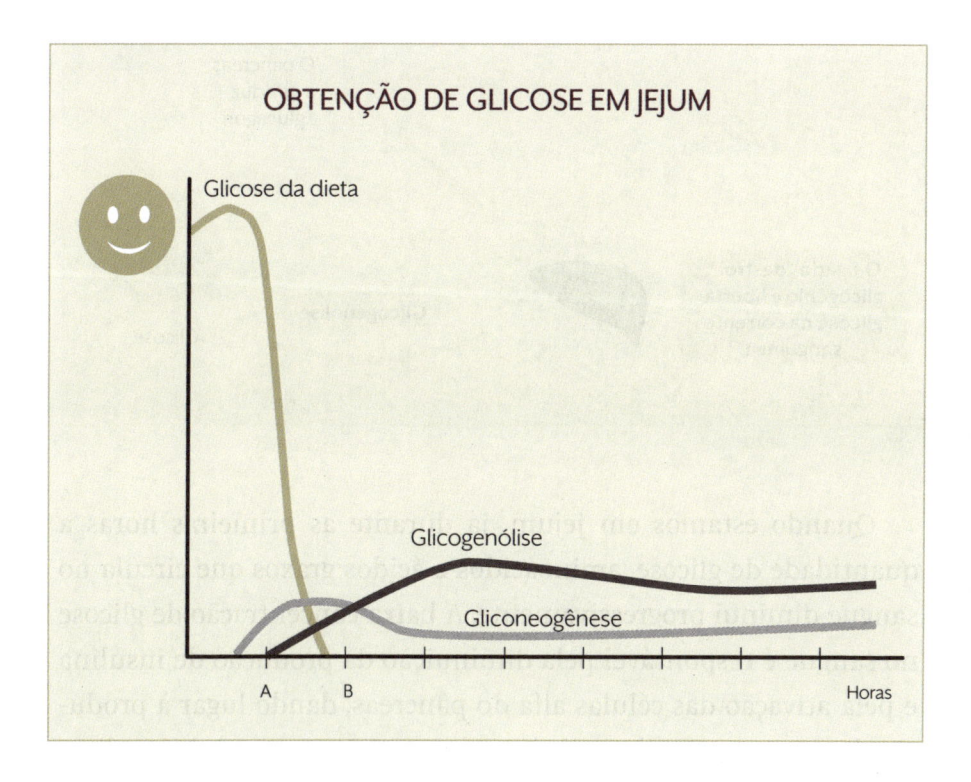

OBTENÇÃO DE GLICOSE EM JEJUM

Glicose da dieta
Glicogenólise
Gliconeogênese
A   B   Horas

Algumas horas após a última refeição, inicia-se um processo de formação de glicogênio a partir de substratos que não são a glicose (gliconeogênese).

Os aminoácidos obtidos a partir das proteínas, bem como o glicerol e ácidos graxos obtidos da gordura, podem funcionar como substrato para a produção hepática de glicerol. Esse processo, chamado de gliconeogênese, ajuda a manter os níveis de glicose no sangue, necessária para alimentar muitos órgãos e células, tais como o cérebro, rins, eritrócitos, leucócitos, entre outros.

Passadas poucas horas de jejum, as reservas de glicogênio no fígado são imediatamente degradadas, fornecendo glicose para o sangue (linha bege do gráfico). À medida que ficamos mais horas sem comer, é então iniciado o processo de gliconeogênese.

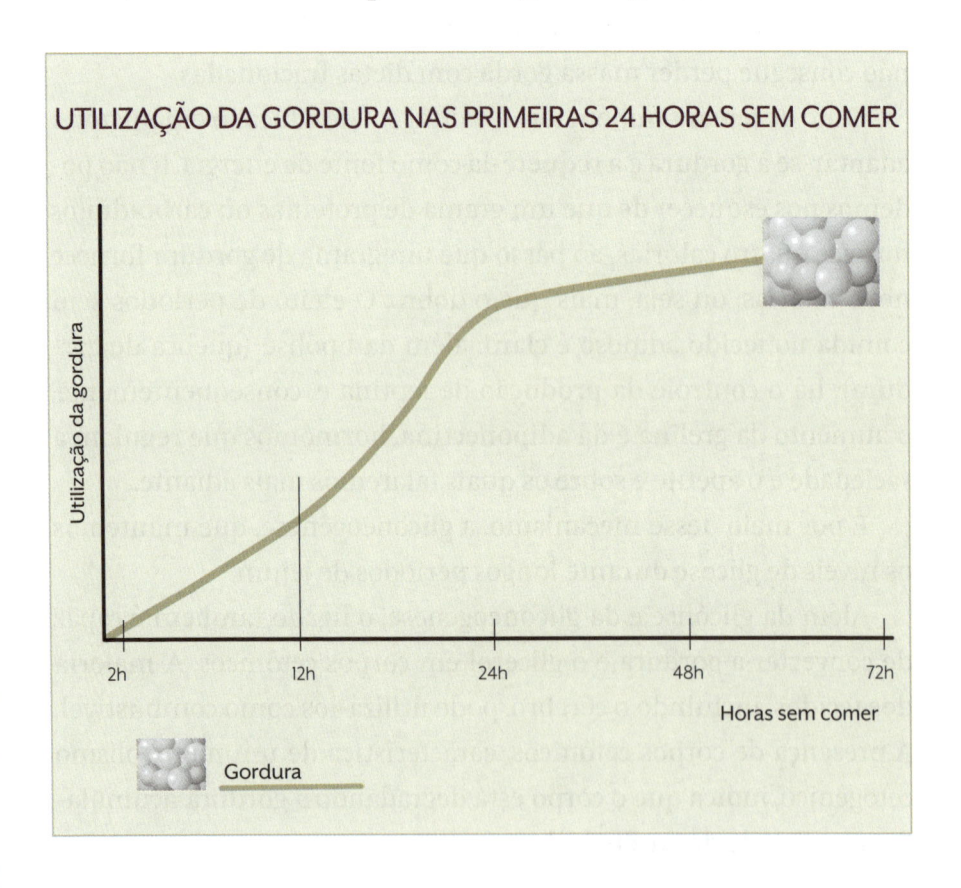

UTILIZAÇÃO DA GORDURA NAS PRIMEIRAS 24 HORAS SEM COMER

Utilização da gordura / Horas sem comer (2h, 12h, 24h, 48h, 72h)

Gordura

Após 12 horas de jejum, verifica-se um aumento exponencial na utilização da gordura armazenada e, consequentemente, perda da massa gorda e de peso. A utilização da gordura vai aumentando sensivelmente até o quarto, quinto dia.

Se comer de três em três horas, como toda a vida nos pediram, o recurso à gordura é muito pouco. Este é um verdadeiro mito que desconstruiremos nos próximos capítulos.

Neste caso, só queima gordura se a quantidade de calorias ingeridas for inferior às necessárias para viver. Uma vez que nos dias atuais nos alimentamos a todo momento, é muito raro que o corpo recorra às reservas. Essa é a razão pela qual a maioria das pessoas não consegue perder massa gorda com dietas fracionadas.

O ato de jejuar também tem a vantagem de educar o organismo a adaptar-se à gordura e a requerê-la como fonte de energia. E não podemos nos esquecer de que um grama de proteínas ou carboidratos fornece quatro calorias, ao passo que um grama de gordura fornece nove calorias, ou seja, mais que o dobro. O efeito de períodos sem comida no tecido adiposo é claro: além da lipólise (quebra de gordura), há o controle da produção de leptina e, consequentemente, o aumento da grelina e da adiponectina, hormônios que regulam a saciedade e o apetite e sobre os quais falaremos mais adiante.

É por meio desse mecanismo, a gliconeogênese, que mantemos os níveis de glicose durante longos períodos de jejum.

Além da glicólise e da gliconeogênese, o fígado também é capaz de converter a gordura e o glicerol em corpos cetônicos. A maioria dos tecidos, incluindo o cérebro, pode utilizá-los como combustível. A presença de corpos cetônicos, característica de um metabolismo cetogênico, indica que o corpo está degradando a gordura acumulada num estado de ausência de açúcar.

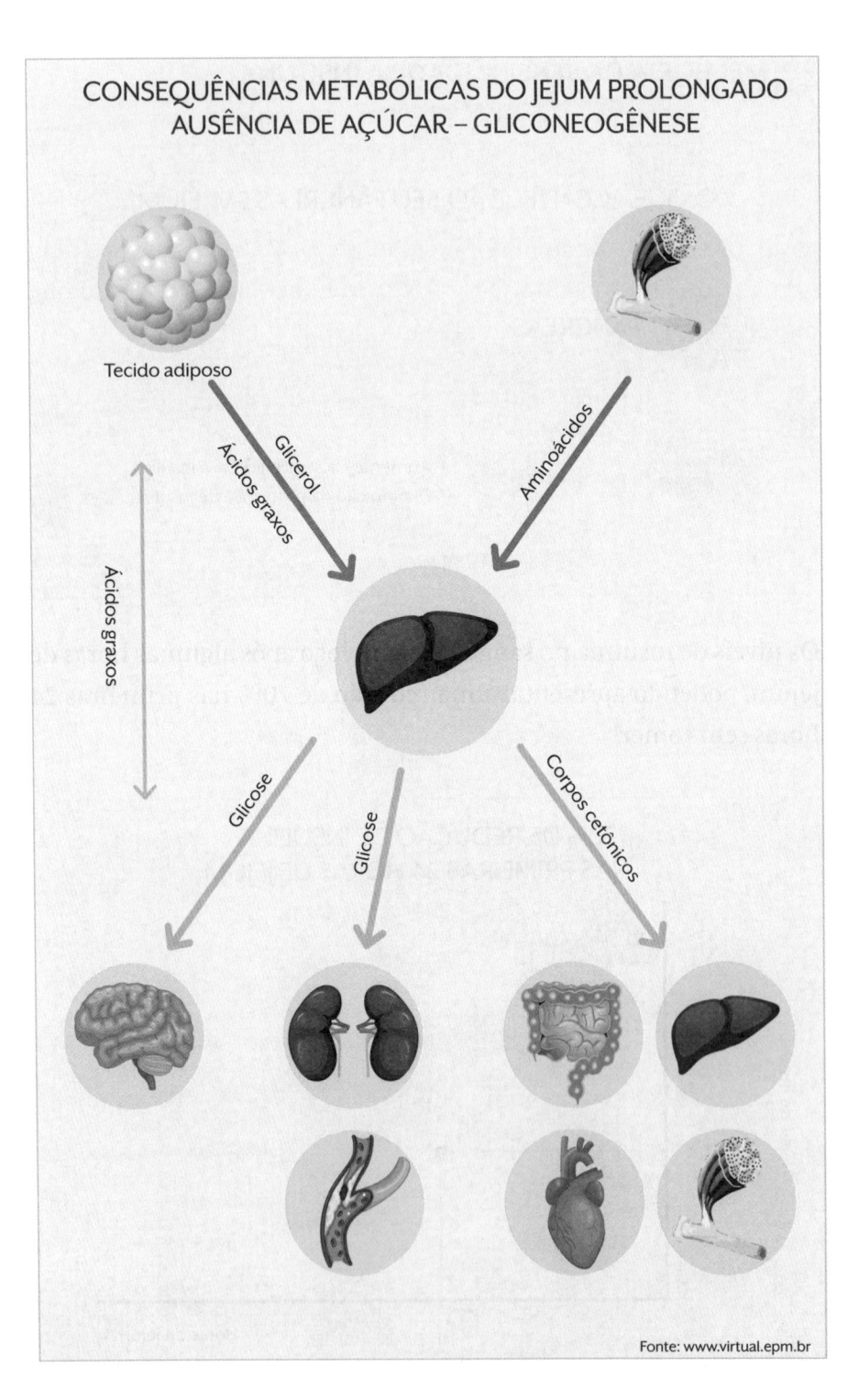

CONSEQUÊNCIAS METABÓLICAS DO JEJUM PROLONGADO
AUSÊNCIA DE AÇÚCAR – GLICONEOGÊNESE

Tecido adiposo

Ácidos graxos

Glicerol
Ácidos graxos
Aminoácidos

Glicose
Glicose
Corpos cetônicos

Fonte: www.virtual.epm.br

O que acontece ao nosso corpo quando fazemos jejum

2.2. MELHORIA DA SENSIBILIDADE À INSULINA

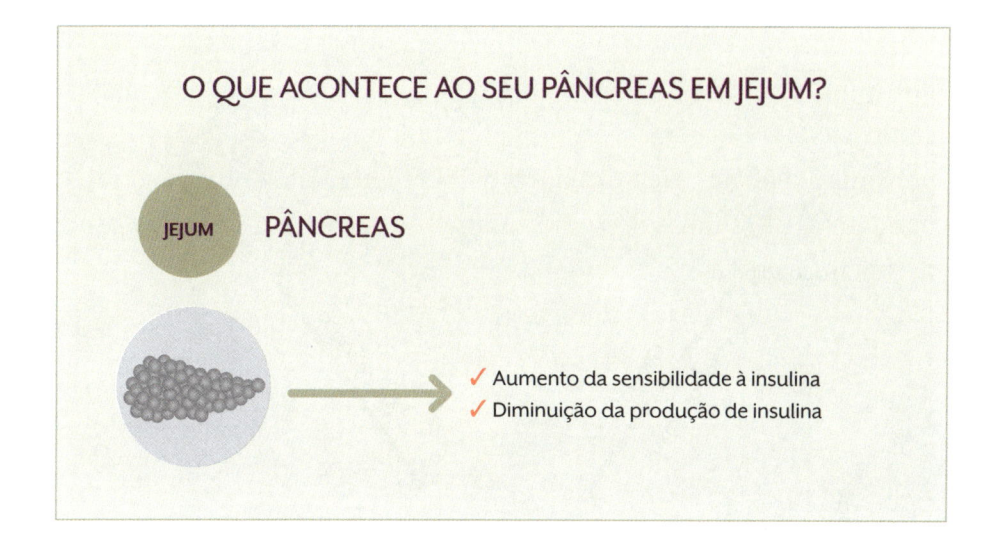

O QUE ACONTECE AO SEU PÂNCREAS EM JEJUM?

JEJUM → PÂNCREAS

✓ Aumento da sensibilidade à insulina
✓ Diminuição da produção de insulina

Os níveis de insulina no sangue baixam logo após algumas horas de jejum, podendo apresentar uma redução de 70% nas primeiras 24 horas sem comer.

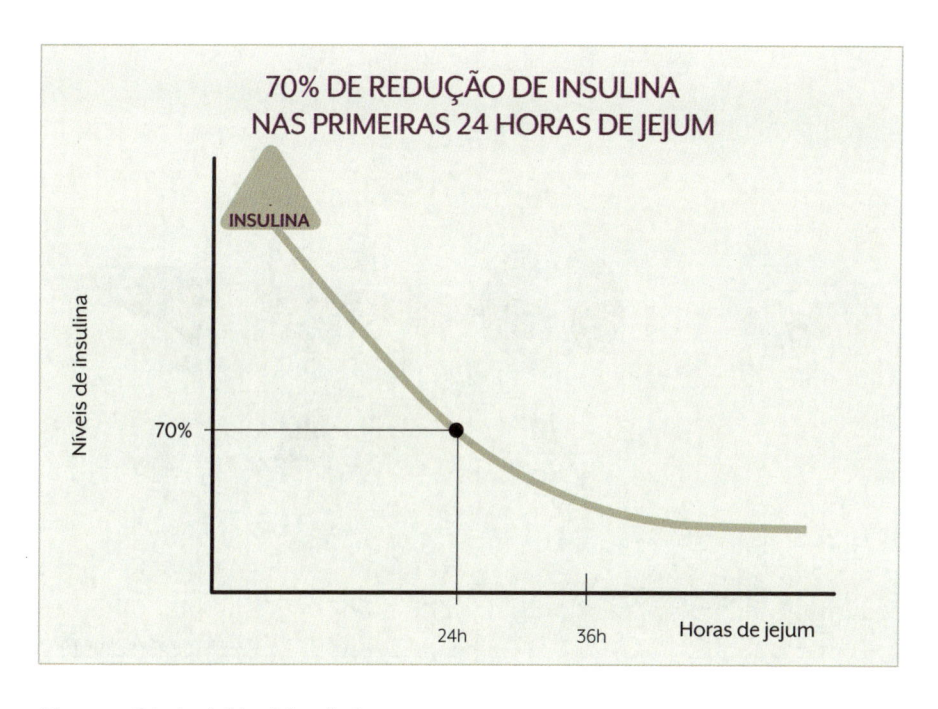

70% DE REDUÇÃO DE INSULINA NAS PRIMEIRAS 24 HORAS DE JEJUM

INSULINA

Níveis de insulina — 70% — 24h — 36h — Horas de jejum

Esse regime permite também melhorar a resistência à insulina. Mas... o que seria isso?

A síndrome de resistência à insulina é uma situação muito comum, infelizmente subdiagnosticada, e que surge antes de aparecer o diabetes. Essa fase é propícia a uma intervenção, no sentido de prevenir o diabetes. Nesse quadro, os receptores da insulina não respondem às altas taxas desse hormônio no sangue, e o pâncreas acaba produzindo-a em quantidade maior do que seria necessário. Para compreender melhor, imagine que a insulina é uma espécie de chave colocada em uma fechadura (receptor), mas sem conseguir abri-la (efeito). Essa é a primeira alteração metabólica, que aparece antes mesmo do aumento da glicemia, responsável por inflamações e fator de risco para quase todas as doenças que mais matam atualmente.

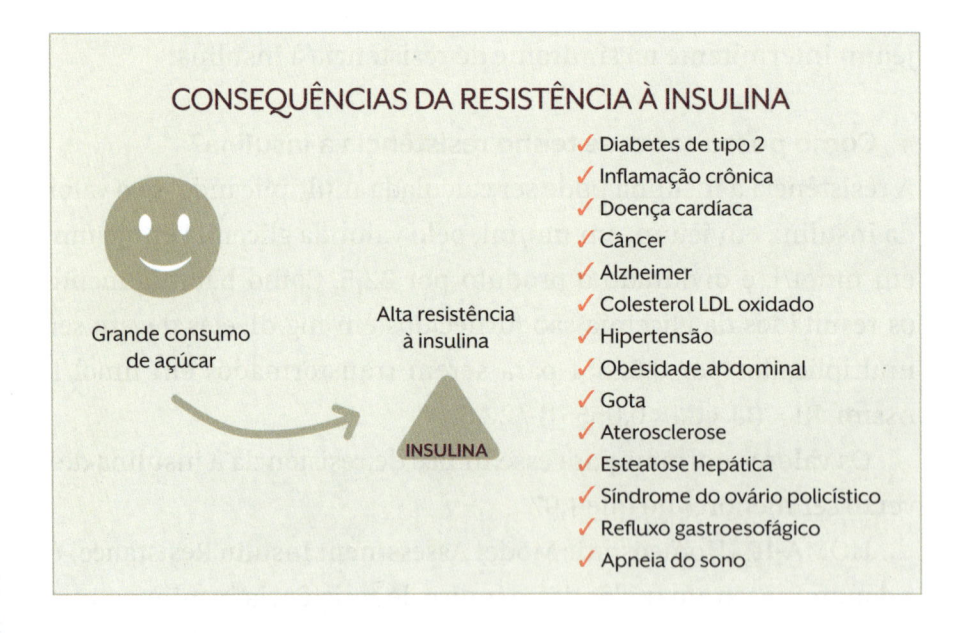

CONSEQUÊNCIAS DA RESISTÊNCIA À INSULINA

Grande consumo de açúcar → Alta resistência à insulina (INSULINA)

- ✓ Diabetes de tipo 2
- ✓ Inflamação crônica
- ✓ Doença cardíaca
- ✓ Câncer
- ✓ Alzheimer
- ✓ Colesterol LDL oxidado
- ✓ Hipertensão
- ✓ Obesidade abdominal
- ✓ Gota
- ✓ Aterosclerose
- ✓ Esteatose hepática
- ✓ Síndrome do ovário policístico
- ✓ Refluxo gastroesofágico
- ✓ Apneia do sono

Como as células não respondem à produção de insulina, a concentração de açúcar no sangue fica elevada por períodos mais longos. Essa situação de desregulação leva a um círculo vicioso. Como

o corpo detecta essa presença de açúcar em demasia no sangue, sua resposta é aumentar ainda mais a produção de insulina, com o objetivo de baixar os níveis de açúcar. Tal incompetência funcional perpetua o processo e culmina inevitavelmente em diabetes. Com isso, o ciclo continua. Como as células não recebem açúcar (incompetência dos receptores da insulina), o indivíduo sente-se cansado, sonolento (especialmente após as refeições) e ávido por mais combustível, normalmente o açúcar. Ao ingerir mais comida, acaba adicionando ainda mais açúcar ao sangue, agravando a situação.

O jejum por períodos mais longos é, sem dúvida, uma maneira de melhorar a sensibilidade à insulina. Aliado à suplementação, essencialmente com ácidos graxos polinsaturados (ômega 3), o jejum permite melhorar a qualidade da membrana celular. A suplementação com ácido alfa-lipoico também é benéfica e alavanca o poder do jejum intermitente na síndrome de resistência à insulina.

» **Como posso saber se tenho resistência à insulina?**
A resistência à insulina pode ser calculada multiplicando-se o valor da insulina em jejum, em mu/ml, pelo valor da glicemia em jejum, em nmol/l, e dividindo o produto por 22,5. Como habitualmente os resultados da glicemia são fornecidos em mg/dl, eles devem ser multiplicados por 0,05551 para serem transformados em nmol/l. Assim, RI = (IJ × GJ × 0,05551) / 22,5.

Os valores normais para esse índice de resistência à insulina deverão ser menores do que 1,97.

HOMA-IR (Homeostatic Model Assessment Insulin Resistance) é a denominação em inglês desse índice de resistência insulínica, que em português também se chama Modelo de Avaliação da Homeostase da Resistência à Insulina (DHoRIs).

» A grelina e a leptina – mediadores da fome e da saciedade

Além de alterações na sensibilidade dos receptores da insulina, podem ocorrer alterações na sensibilidade de outros receptores de substâncias que regulam a saciedade e o apetite, como a grelina e a leptina. O jejum permite baixar substancialmente a produção de grelina e aumentar a de leptina, amplificando, consequentemente, a sensibilidade desses receptores. É por essa razão que, quando fazemos jejum, inacreditavelmente, temos menos fome.

A grelina, produzida pelo estômago, é o hormônio responsável pelo aumento do apetite, por meio da estimulação do hipotálamo. Contrariamente, a leptina trava e controla a vontade de comer.

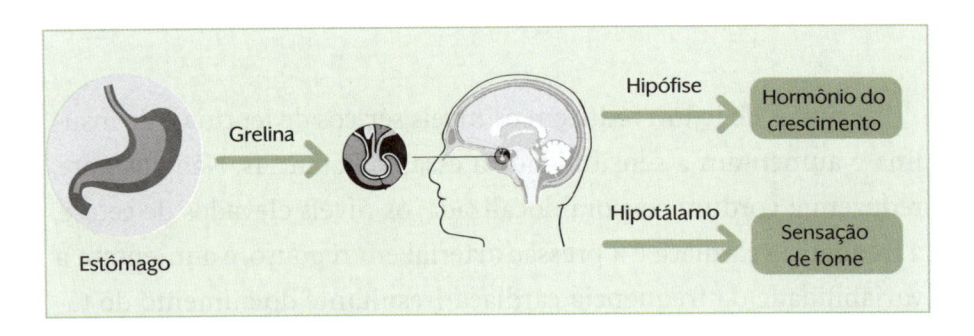

A leptina, também conhecida como hormônio da saciedade, é produzida pelas células gordas e é responsável por aquela percepção de que já não temos fome. Ela também ajuda o corpo a queimar mais calorias. A quantidade de triglicerídeos armazenados no adipócito é proporcional à quantidade de leptina produzida por cada adipócito. Por essa razão, os níveis circulantes de leptina são proporcionais à quantidade de gordura corporal.

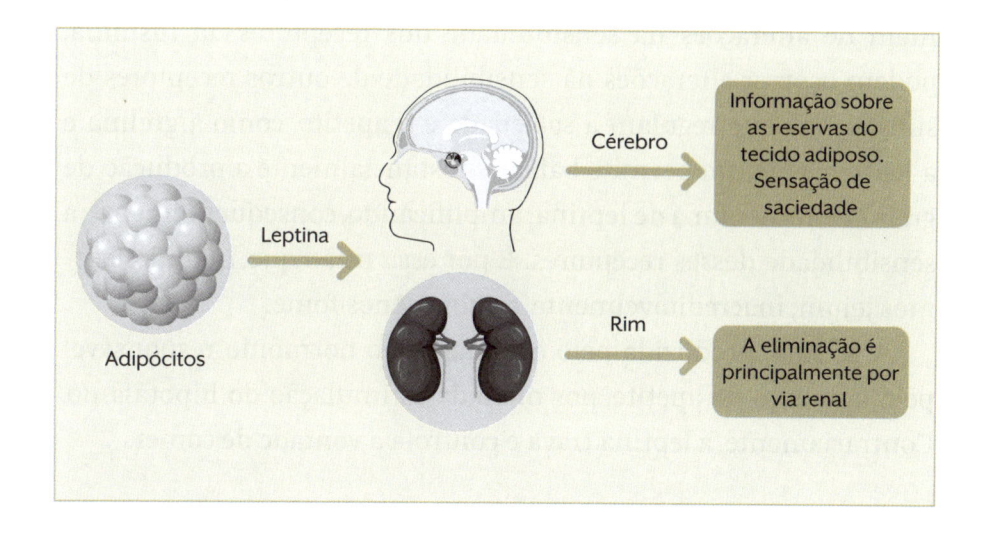

Adipócitos → Leptina → **Cérebro** → Informação sobre as reservas do tecido adiposo. Sensação de saciedade

→ **Rim** → A eliminação é principalmente por via renal

Períodos de jejum reduzem os níveis séricos de leptina e de insulina e aumentam a sensibilidade a essas substâncias. Não obstante, reduzem a gordura corporal localizada, os níveis elevados de cetose, a frequência cardíaca e a pressão arterial em repouso, e aumentam a variabilidade da frequência cardíaca (resultante do aumento do tônus parassimpático). São ainda promotores da redução da inflamação e aumentam a resistência do cérebro e do coração ao estresse. Essas são as conclusões de Valter Longo[1] e Mark Mattson,[2] provavelmente os pesquisadores que mais estudam o impacto do jejum no organismo.

Tal como acontece com a insulina e a grelina, existe também a resistência à leptina, hormônio produzido pelo adipócito. Quando

---

1   Valter Longo é biogerontologista e biólogo celular ítalo-americano conhecido pelos seus estudos sobre o papel do jejum e dos genes de resposta aos nutrientes no envelhecimento da proteção celular e nas doenças. Destaca-se também por ter proposto que a longevidade é regulada por genes e mecanismos similares em muitos eucariontes. Tem mais de 120 estudos publicados sobre o tema.

2   Mark P. Mattson é professor de neurociência na Universidade Johns Hopkins. É ex-chefe do Laboratório de Neurociências do Programa de Pesquisa Intramural do Instituto Nacional de Envelhecimento. Mattson realizou pesquisas sobre o jejum intermitente.

isso acontece, não percebemos que estamos satisfeitos, ou seja, não são emitidos o estímulo e a sensação de saciedade que nos fazem parar de comer.

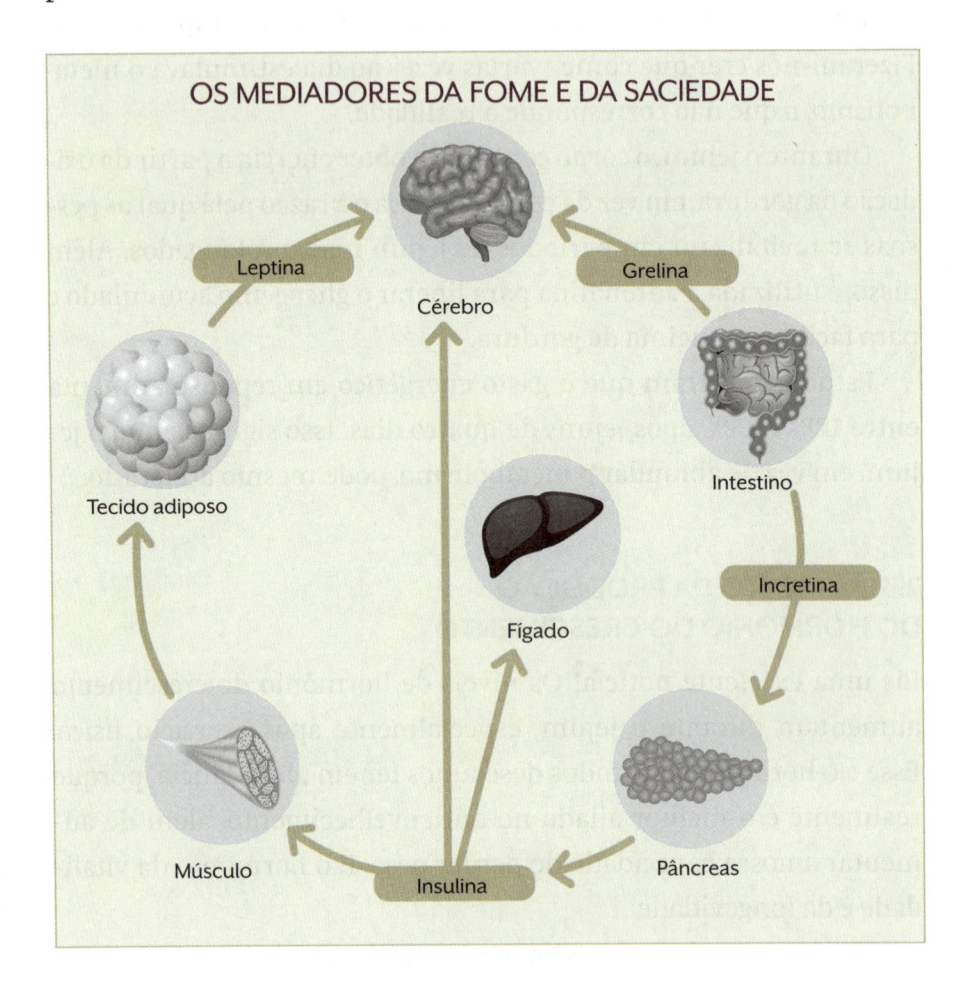

OS MEDIADORES DA FOME E DA SACIEDADE

- Cérebro
- Leptina
- Grelina
- Intestino
- Incretina
- Tecido adiposo
- Fígado
- Músculo
- Insulina
- Pâncreas

Em suma, para que tudo esteja controlado e funcione com perfeição, é necessário um nível baixo de insulina e de grelina e o aumento da leptina. O jejum permite e favorece esse controle dos mediadores da saciedade e da fome. Consequentemente, nosso apetite fica controlado, e inclusive apresentamos menos vontade de consumir doces.

» **Adrenalina, metabolismo e jejum**

Outro ponto muito importante é o fato de que períodos de jejum levam ao aumento da produção de adrenalina e, consequentemente, à estimulação do metabolismo, contrariando o que sempre se disse. Fizeram-nos crer que comer várias vezes ao dia estimulava o metabolismo, o que não corresponde à realidade.

Durante o jejum, o corpo continua a obter energia a partir da oxidação da gordura, em vez da comida, e essa é a razão pela qual as pessoas se revitalizam em períodos de jejum mais prolongados. Além disso, é utilizada a adrenalina para liberar o glicogênio acumulado e para facilitar a queima de gordura.

Estudos mostram que o gasto energético em repouso aumenta entre 12% e 15% após jejuns de quatro dias. Isso significa que o jejum, em vez de abrandar o metabolismo, pode mesmo acelerá-lo.

2.3. AUMENTO DA PRODUÇÃO DO HORMÔNIO DO CRESCIMENTO

Eis uma excelente notícia! Os níveis de hormônio do crescimento aumentam durante o jejum, especialmente após exercício físico. Esse é o hormônio que todos desejamos ter em abundância, porque realmente é o melhor aliado no antienvelhecimento, além de aumentar a nossa capacidade de perder peso. É o hormônio da vitalidade e da longevidade.

São muitos os benefícios do hormônio do crescimento, como, por exemplo, aumento dos músculos, fortalecimento da massa óssea, melhoria da circulação, oxigenação, aumento da libido, redução de rugas, melhoria da constituição e do crescimento de unhas e cabelos e prevenção da degeneração dos órgãos em geral em consequência do envelhecimento. Reduz ainda a inflamação e aumenta a coordenação do sistema imunológico.

O QUE FAZ O HORMÔNIO DO CRESCIMENTO

HGH BAIXA

- ✓ Depressão
- ✓ Fadiga crônica
- ✓ Perda de memória e cognição

- ✓ Risco de Alzheimer
- ✓ Doenças neurológicas degenerativas

- ✓ Gordura

- ✓ Risco de osteoporose

HGH ALTA

- ✓ Memória, raciocínio e bem-estar
- ✓ Saúde, cabelo, unhas e pele
- ✓ Massa muscular
- ✓ Estímulo de produção de colágeno
- ✓ Energia e vitalidade
- ✓ Saúde óssea
- ✓ Libido e ereção

| Doença Envelhecimento Fadiga | ↓↑ Libido Risco de disfunção erétil | Saúde Longevidade Vitalidade |

O que acontece ao nosso corpo quando fazemos jejum

A gordura abdominal está associada à inflamação e a doenças. Quanto mais alta a glicemia, menos hormônio do crescimento. Existe também uma relação direta entre a produção do hormônio do crescimento HGH e a acumulação de gordura no abdômen. Quem tem menos barriga não envelhece tão rapidamente, porque mantém a produção desse hormônio tão importante no processo de envelhecimento.

O hormônio do crescimento aumenta mais de 2.000% durante um jejum de 24 horas. Conclusão: o jejum de 24 horas é teoricamente ideal para quem deseja retardar o envelhecimento.

Testemunho

Comecei a fazer jejuns intermitentes há cerca de dois anos. A primeira fase foi gradual, com um máximo de 14 horas, jantando mais cedo e empurrando o café da manhã para mais tarde. Senti os efeitos imediatamente... Minha falta de energia, o déficit de concentração e a falta de discernimento matinais melhoraram drasticamente, o que me impeliu a ir tentando gerir o jejum de forma diferente em busca do meu próprio equilíbrio. Hoje, olhando para trás, não tenho dúvidas de que ter implementado o jejum na minha vida foi a mudança que mais benefícios me trouxe. Nesse momento, faço duas refeições diárias numa janela de seis horas, o que implica um jejum normal de dezoito horas por dia. À primeira vista, parece difícil e até antinatural, mas a verdade é que abdicar das quatro ou cinco refeições por dia nos liberta da escravidão – química e emocional – da comida.

Inacreditavelmente, o apetite (que no meu caso era constante!) regulou-se, o sistema gastrintestinal melhorou radicalmente, o sono pós-refeição desapareceu e a energia do dia a dia triplicou. Ter melhorado o meu humor foi uma consequência lógica de todas essas alterações que, em última instância, têm contribuído muito significativamente para a minha evolução pessoal e felicidade.

Tiago Malta, 33 anos, fisioterapeuta/osteopata
Cofundador da Clínica SAN – Saúde Integrativa

2.4. REPROGRAMAÇÃO METABÓLICA

Rafael de Cabo, cientista norte-americano do Instituto Nacional de Envelhecimento, uma divisão dos Institutos Nacionais de Saúde dos EUA, e Mark Mattson, neurocientista da Universidade Johns Hopkins, são autores de um artigo publicado em dezembro de 2019, na *The New England Journal of Medicine*, no qual concluem que a chave do envelhecimento saudável e do sucesso do jejum intermitente está num processo chamado alteração metabólica.

O jejum intermitente de 18 horas pode constituir-se como um gatilho para a alteração do metabolismo. A energia é obtida não por meio da glicose, mas de um metabolismo cetogênico. Como consequência, há um aumento da resistência ao estresse, aumento da longevidade e diminuição da incidência de doenças, incluindo câncer e obesidade.

A alteração periódica dos dois metabolismos, o habitual e o cetogênico, que ocorre no jejum intermitente é a justificativa para os benefícios na saúde global. As cetonas liberadas necessárias para alimentar as células no período de jejum provocam também respostas sistêmicas e celulares que estão na base do reforço do rendimento físico e mental, bem como da resistência a doenças.

Valter Longo, médico pesquisador, diretor do Instituto de Longevidade da Universidade da Califórnia do Sul, EUA, admite que o jejum pode induzir uma reprogramação metabólica total. Quando os alimentos são escassos, o corpo age para economizar energia, diminuindo as vias de crescimento celular, regulando a redução da produção de IGF-1, mTOR e PKA (principais vias de detecção de nutrientes), resultando em alterações metabólicas fantásticas e determinantes para a manutenção de indicadores de saúde, como:

- ✓ Maior manutenção e proteção celular.
- ✓ Maior ativação das vias de resistência ao estresse.
- ✓ Remoção e substituição de células danificadas/disfuncionais.
- ✓ Redução da inflamação.

Não restam muitas dúvidas relativas aos benefícios do jejum intermitente. A maioria dos estudos, que já chegam aos milhares, sugere que esse regime alimentar é mais eficaz do que os métodos dietéticos tradicionais. Mas o jejum intermitente pode ser potencializado e trazer ainda mais benefícios para a saúde se incluir dois dias consecutivos de restrição calórica, dietas *low-carb* ou cetogênicas, sendo sempre fundamental ter em conta a origem e o tipo de alimentos. Mais à frente listaremos vários esquemas com possibilidades de jejum intermitente.

Mais recentemente, descobriu-se que o jejum pode também interferir na mitocôndria,[3] organela celular mais importante e cujo desempenho influencia toda a nossa saúde, desde a fadiga, o envelhecimento, o câncer e muitas outras doenças.

Um estudo da Universidade de Harvard publicado no *Cell Metabolism* concluiu que o jejum intermitente afeta significativamente a nossa rede mitocondrial, ajudando a reconstruir as vias na mitocôndria a fim de que haja mais oxidação de ácidos graxos.

» Qual a importância das mitocôndrias?

As mitocôndrias são organelas presentes em nossas células responsáveis por transformar em energia os nutrientes que o corpo assimila por meio dos alimentos. É como se elas fossem a "fábrica de energia" do corpo. As mitocôndrias estão envolvidas no processo de envelhecimento e no desenvolvimento do câncer, pois, com o avanço da idade, vão perdendo a sua função.

---

[3] A mitocôndria é extremamente importante para a respiração celular. Ela é abastecida pela célula que a hospeda por substâncias orgânicas como a glicose, as quais processa e converte em energia sob a forma de ATP, que devolve para a célula hospedeira, podendo ser utilizada em reações bioquímicas que necessitem de gasto de energia. A mitocôndria, também conhecida como "fábrica de energia da célula", está presente em grande quantidade nas células do sistema nervoso, do coração e do sistema muscular, haja vista que estas apresentam uma necessidade maior de energia.

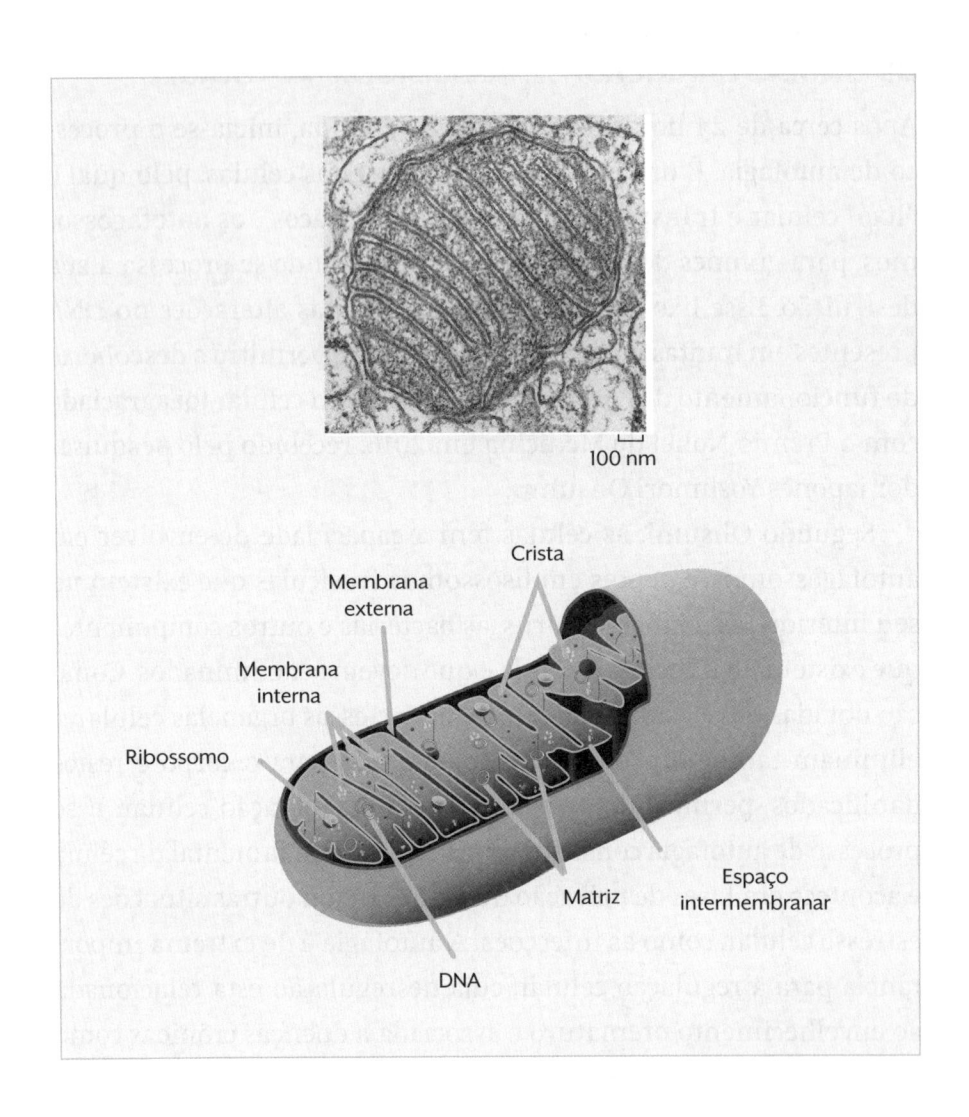

O estudo de Harvard prova que o jejum intermitente ajuda a manter as mitocôndrias jovens e saudáveis, o que promove um envelhecimento saudável.

Mais uma razão que confirma os benefícios do jejum intermitente e que pode nos ajudar a viver mais!

2.5. PRIORIDADE NA REPARAÇÃO DE CÉLULAS DANIFICADAS E RECICLAGEM (AUTOFAGIA)

Após cerca de 24 horas de ausência de comida, inicia-se o processo de autofagia. É um processo de limpeza das células, pelo qual o "lixo" celular é transportado em pequenos "sacos", os autofagossomos, para grandes depósitos, os lisossomos, onde se processa a sua destruição. Esse lixo celular está envolvido nas alterações no DNA presentes em muitas doenças. A pesquisa que permitiu a descoberta do funcionamento dos processos de reciclagem celular foi agraciada com o Prêmio Nobel de Medicina em 2016, recebido pelo pesquisador japonês Yoshinori Ohsumi.

Segundo Ohsumi, as células têm a capacidade de envolver em autofagossomos, e depois em lisossomos (vesículas que existem no seu interior), as toxinas, os vírus, as bactérias e outros componentes que existem no interior da célula e que devem ser eliminados. Como são dotadas dessa capacidade de fagocitar, essas organelas celulares eliminam também proteínas problemáticas para o corpo e restos danificados, permitindo a reparação e a regeneração celular. Esse processo de autofagia constitui uma resposta fundamental da célula e acontece em fases de privação de alimentos ou outras situações de estresse celular, como as infecções. A autofagia é de extrema importância para a regulação celular, cuja desregulação está relacionada ao envelhecimento prematuro e associada a doenças crônicas como Parkinson, câncer, diabetes, obesidade, entre outras.

Os efeitos da autofagia são impressionantes. Ela funciona como um renascer do corpo. O jejum é um processo metabólico ancestral conservado nas células eucariontes.

Em momentos de escassez de alimentos, as células reciclam alguns dos seus componentes, proteínas e organelas celulares defeituosas, degradando-os mediante lisossomos que extraem deles nutrientes para alimentar a célula. Esse é um verdadeiro processo de reciclagem

que permite à célula obter energia a partir de material velho e danificado, dando lugar a uma célula renovada e limpa.

Já vimos que a obesidade e a síndrome de resistência à insulina conduzem à inflamação e ao dano celular que está na origem de todas as doenças. Os jejuns de 24 horas uma vez por semana estão intimamente relacionados com a diminuição dessas duas situações (obesidade e resistência periférica à insulina). Contudo, esses períodos de abstinência alimentar levam à autofagia, que promove um controle importante dos fenômenos de apoptose celular (morte de células potencialmente cancerígenas), supressão de tumores, debilidade de células cancerígenas, liberação de corpos cetônicos e renovação mitocondrial ("fábrica" de energia celular), que levam inequivocamente a mais saúde e longevidade.

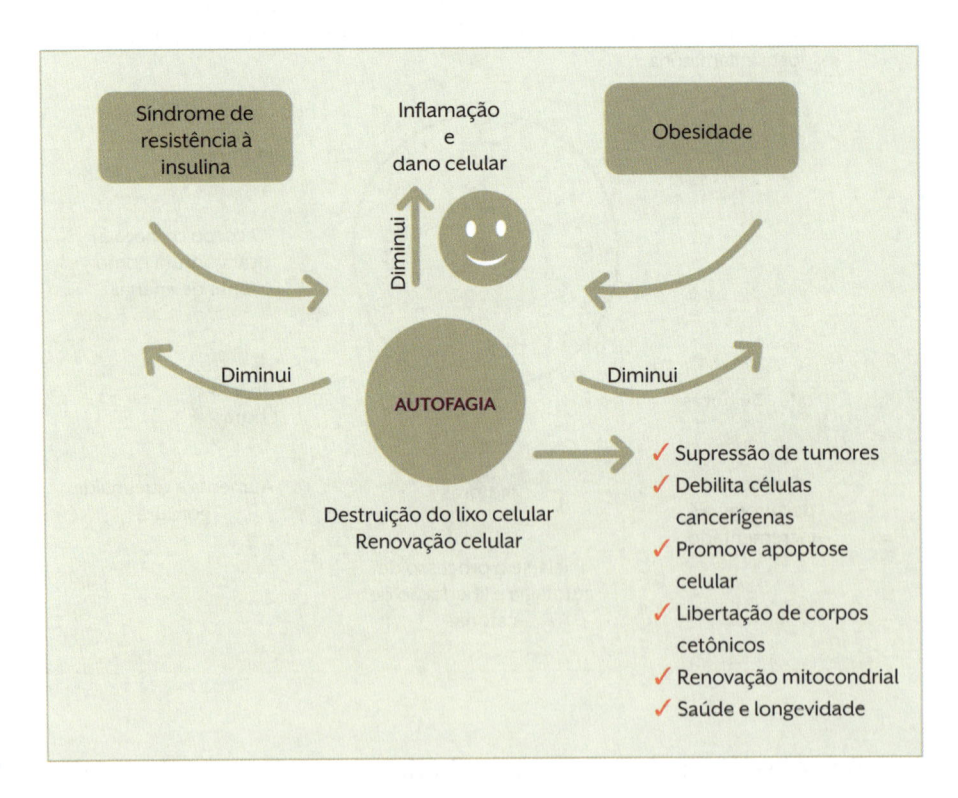

2.6. O QUE ACONTECE QUANDO FICAMOS SEM COMER POR 12, 14, 16, 24, 36 OU 48 HORAS?

Existem várias formas de fazer jejum intermitente, como veremos nos próximos capítulos. Mas, à medida que os períodos de jejum se tornam mais longos, os efeitos metabólicos, descritos anteriormente, vão se diferenciando. O esquema seguinte resume o que acontece com seu corpo conforme você fica cada vez mais horas sem comer.

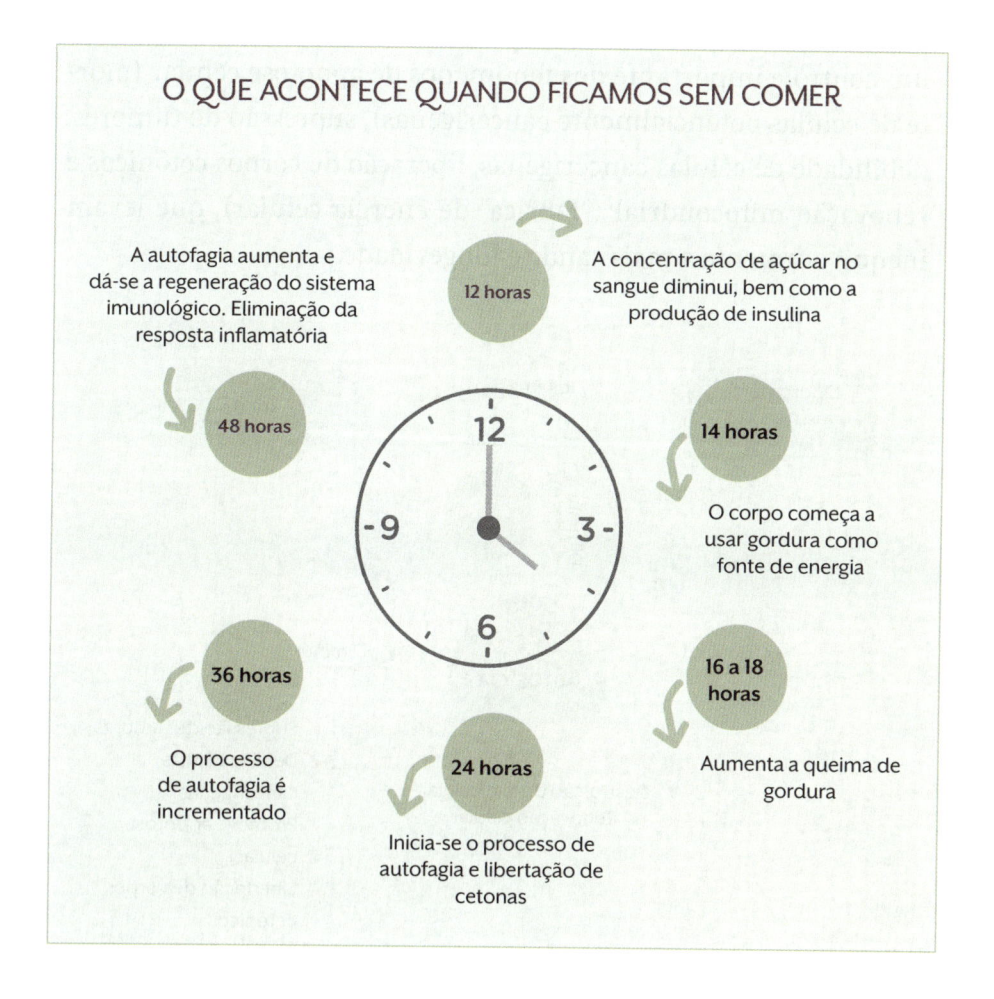

O QUE ACONTECE QUANDO FICAMOS SEM COMER

- **12 horas**: A concentração de açúcar no sangue diminui, bem como a produção de insulina
- **14 horas**: O corpo começa a usar gordura como fonte de energia
- **16 a 18 horas**: Aumenta a queima de gordura
- **24 horas**: Inicia-se o processo de autofagia e libertação de cetonas
- **36 horas**: O processo de autofagia é incrementado
- **48 horas**: A autofagia aumenta e dá-se a regeneração do sistema imunológico. Eliminação da resposta inflamatória

Ter consciência dos efeitos metabólicos que correspondem a diferentes períodos de jejum é muito importante para decidir qual o

tipo mais adaptado ao seu caso e também para poder determinar com que regularidade ele deve ser feito, de acordo com seu objetivo.

A partir de 12 horas sem comer, os níveis de açúcar no sangue baixam drasticamente, ao mesmo tempo que baixa a produção de insulina. A partir de 14 horas, dá-se a oxidação de gordura, e o corpo começa a utilizá-la como recurso energético. Entre 16 e 18 horas, a utilização da gordura é potencializada. A partir de 24 horas sem comer, inicia-se o processo de autofagia e liberação de corpos cetônicos, tão importante no combate contra doenças oncológicas, autoimunes, epilepsia e para a perda de peso.

Em períodos de restrição alimentar, o organismo aciona um mecanismo de sobrevivência. Muitos órgãos e sistemas passam a eliminar resíduos desnecessários e "matam" inúmeras células com danos. A promoção da autofagia (quando a célula se alimenta de resíduos de si própria), da limpeza celular, da regulação da mitocôndria e da apoptose (morte) de células com danos em órgãos e sistemas resulta na sua substituição por células sãs (regeneração celular).

É importante conhecer todas as alterações metabólicas que acontecem em nosso corpo quando estamos há mais horas sem comer, perceber que elas são benéficas em sua maioria e que implicam uma regulação metabólica importante e imprescindível para nos mantermos saudáveis.

Com certeza você deve estar pensando neste momento: "Será que eu também posso fazer jejum? Qual seria o melhor esquema para mim?".

Essas e muitas outras questões serão abordadas ao longo deste livro.

3. Quem pode fazer jejum

Antes de conhecermos todos os métodos para fazer jejum intermitente e viver mais e melhor, é importante saber que essa prática pode não ser adequada a todas as pessoas.

3.1. QUEM NÃO PODE OU NÃO DEVE FAZER JEJUNS PROLONGADOS

Teoricamente, todas as pessoas podem e devem fazer jejum intermitente. No entanto, uma vez que exige uma readaptação do corpo e dos seus metabolismos, é preferível que determinados grupos de pessoas não iniciem o jejum por períodos superiores a 12 horas. Na maioria dos casos, essas restrições são temporárias e se referem a fases da vida em que há outras necessidades e prioridades, não sendo, por isso, fisiologicamente aconselhável a readaptação do corpo.

Talvez a contraindicação mais rigorosa seja relativa a mulheres grávidas ou que estejam amamentando, pois nessa fase elas necessitam de um aporte maior de nutrientes.

É importante que a grávida ingira alimentos de boa qualidade, preferencialmente biológicos e que supram todas as suas necessidades em vitaminas, minerais e oligoelementos, assim como todos os nutrientes.

Pessoas de baixo peso ou desnutridas devem também respeitar um esquema de alimentação mais rigoroso, aumentar sua ingestão calórica e aportar todos os nutrientes.

Atletas de alto rendimento também devem ter algum cuidado, apesar de o jejum não ser contraindicado. Muitos estudos referem que períodos de jejum podem aumentar a força e a massa magra. No entanto, para esses atletas o jejum deve ser sempre feito com acompanhamento.

» **Quem não deve fazer jejum por mais de 12 horas**

- ✓ Pessoas em convalescença.
- ✓ Pessoas com peso muito baixo, grave desnutrição ou caquexia.
- ✓ Mulheres grávidas ou em período de lactação.
- ✓ Bebês, crianças e jovens menores de 18 anos, exceto em situações de epilepsia.
- ✓ Pessoas que sofrem de transtornos alimentares como bulimia e anorexia.
- ✓ Diabéticos de tipo 1 devem iniciar o jejum intermitente apenas sob vigilância médica.

3.2. QUEM PODE E DEVE FAZER JEJUM

Com exceção dos casos descritos anteriormente, o jejum intermitente é benéfico e muito indicado para todas as pessoas.

» **Você pode fazer jejum**

- ✓ Se precisar perder peso.
- ✓ Se quiser ganhar vitalidade e energia.
- ✓ Se for portador de doença autoimune.

- ✓ Se for diabético de tipo 2 (caso seja diabético de tipo 1, faça apenas com supervisão médica).
- ✓ Se tiver síndrome metabólica.
- ✓ Se tiver câncer.
- ✓ Se sofrer de doenças degenerativas do sistema nervoso.
- ✓ Se tiver valores alterados nas análises sanguíneas.
- ✓ Se quiser prevenir demências e alterações cognitivas.
- ✓ Se tiver epilepsia.
- ✓ Se sofrer de déficit de atenção.
- ✓ Se precisar desintoxicar-se por qualquer razão, como após longos períodos tomando medicamentos, radioterapia, quimioterapia ou por intoxicações de diversas ordens.
- ✓ Se quiser envelhecer de forma saudável.
- ✓ Se quiser manter-se jovem e saudável.

O impacto do jejum intermitente tem sido amplamente estudado: é lógico e intuitivo, respeita a nossa genética e o nosso metabolismo e, por isso, é indicado para todas as pessoas, desde que não incluídas nos grupos anteriormente descritos.

4. Por que você deve fazer jejum

4.1. FAÇO JEJUM INTERMITENTE PARA TER MAIS SAÚDE E ME MANTER JOVEM E SAUDÁVEL!

Existem milhares de razões para adotar o jejum intermitente como modo de vida. O jejum intermitente pode devolver nossa saúde e permitir que envelheçamos de maneira saudável. Para muitas pessoas entendidas e estudiosas nessa área da saúde, a prática é considerada como um verdadeiro tratamento!

Ruth Patterson, professora do Departamento de Medicina Preventiva e Familiar da Universidade da Califórnia (UCSD), em San Diego, EUA, também acredita serem inúmeras as implicações do jejum sobre nosso metabolismo.

De acordo com um estudo que ela publicou em 2017, o jejum intermitente influencia a regulação metabólica pelo efeito que tem no ciclo circadiano, no microbioma intestinal e também no estilo de vida (dieta, sono, atividade), podendo constituir uma medida não farmacológica para melhorar a qualidade de vida e trazer benefícios à saúde pública. Períodos de jejum podem reduzir a concentração basal de muitos biomarcadores associados a doenças crônicas, como a insulina e a glicose, os lipídios, os valores hormonais e de inflamação.

Os períodos mais longos sem comida são benéficos para inúmeros metabolismos, conduzem a menor inflamação e mais saúde.

A primeira repercussão é a redução dos valores da insulina, da glicemia e o fato de o corpo começar a aprender a utilizar a gordura armazenada, especialmente aquela mais perigosa, que se acumula na cavidade abdominal, como já falamos anteriormente.

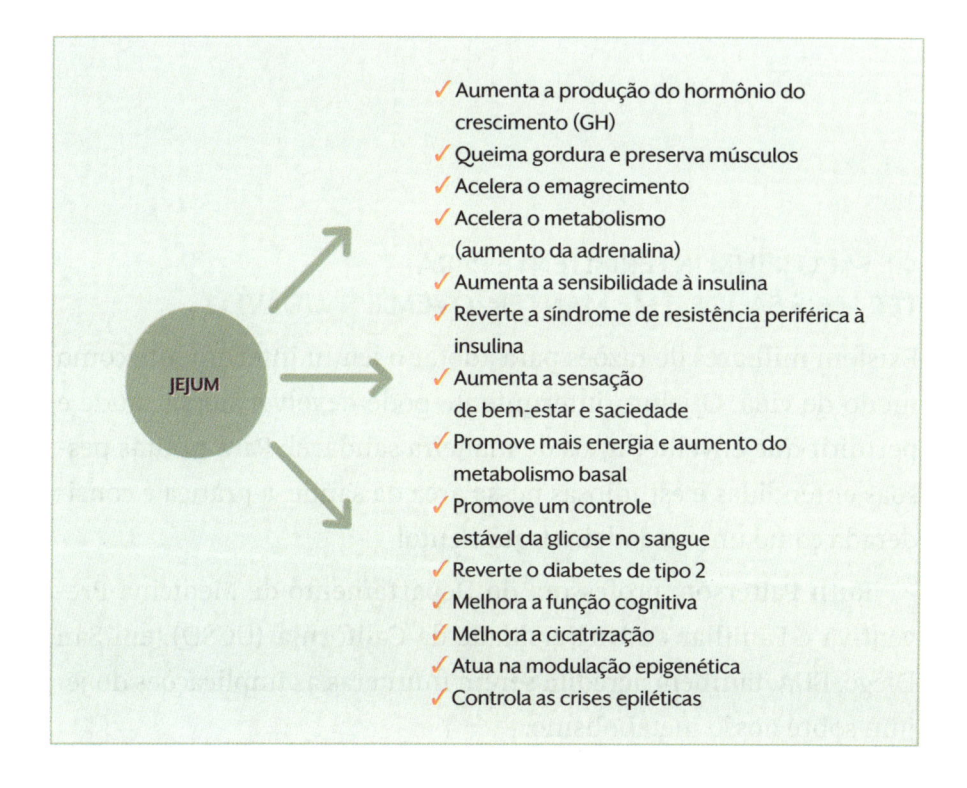

JEJUM
- ✓ Aumenta a produção do hormônio do crescimento (GH)
- ✓ Queima gordura e preserva músculos
- ✓ Acelera o emagrecimento
- ✓ Acelera o metabolismo (aumento da adrenalina)
- ✓ Aumenta a sensibilidade à insulina
- ✓ Reverte a síndrome de resistência periférica à insulina
- ✓ Aumenta a sensação de bem-estar e saciedade
- ✓ Promove mais energia e aumento do metabolismo basal
- ✓ Promove um controle estável da glicose no sangue
- ✓ Reverte o diabetes de tipo 2
- ✓ Melhora a função cognitiva
- ✓ Melhora a cicatrização
- ✓ Atua na modulação epigenética
- ✓ Controla as crises epiléticas

Em diversas revistas e jornais científicos, proliferam-se cada vez mais publicações sobre o tema. Um artigo muito recente publicado na *The New England Journal of Medicine* analisou uma série de estudos e investigações, realizados tanto em animais como em ensaios clínicos em humanos, e os resultados são unânimes: o jejum é, sem dúvida, um dos pilares da longevidade, apresenta vários benefícios para a saúde e permite-nos viver mais e melhor.

Resumidamente, o jejum intermitente viabiliza uma série de regulações metabólicas que nos permite mantermo-nos saudáveis.

Testemunho

> Leonardo Da Vinci disse que a simplicidade é a sofisticação máxima, e, para mim, o jejum intermitente se encaixa com toda a perfeição nessa frase.
>
> Para quem procura mais energia e um aumento de foco ao longo do dia, o jejum intermitente é perfeito. Sempre que o fiz, eu me senti melhor e com muita energia. Recomendo a todos.
>
> *João Machado, fundador da www.dharma5.com*

4.2. PARA VIVER MAIS

Sempre que se fala em longevidade e saúde, é praticamente obrigatório que referenciemos alguns povos que, pela sua longevidade acima da média, suscitam interesse e são objeto de estudo pelos cientistas dedicados a esses assuntos. A população de Okinawa (ilha situada no sul do Japão, no Mar da China Oriental), a do Vale do Hunza (localizado na região norte do Paquistão), a da Sardenha (situada no Mediterrâneo) e os habitantes da Abcásia (situada nas montanhas do Cáucaso, entre o sul da Rússia e o norte da Geórgia) são alguns exemplos de povos longevos.

Vários cientistas estudaram os hábitos desses povos, cuja expectativa de vida pode chegar a 120 anos. Os seus segredos já foram em parte desvendados e são vários. Fundamentalmente, esses povos comem muito pouco, alimentam-se bem e de modo diferente dos países desenvolvidos. Eles exercitam-se tanto física quanto espiritualmente. Para além disso, bebem águas alcalinas e riquíssimas em minerais. Essas águas de pH alcalino e muito mineralizadas são um denominador comum a todos esses povos.

Os okinawanos, por exemplo, bebem água mineralizada por um recife de coral existente na ilha e que, por aumentar a concentração de determinados minerais na água, torna-a também alcalina e um

antioxidante natural. Todos consomem pouco sódio, havendo um equilíbrio perfeito entre os minerais que ingerem. Para muitos cientistas, a alta concentração de sódio e potássio nos alimentos processados, enlatados, pão, charcutaria e alimentos industrializados é a responsável pela incidência de numerosas doenças.

A equipe de B. Jansson, do Departamento de Biomatemática do MD Anderson Cancer Center da Universidade do Texas, em Houston, EUA, publicou vários estudos que relacionam a incidência de câncer com os baixos valores de potássio e altos valores de sódio. São conhecidos os efeitos adversos da ingestão de altas concentrações de sal (cloreto de sódio – NaCl), que acabam por se acumular nos tecidos. A existência desses reservatórios relaciona-se diretamente com a inflamação crônica, que, como sabemos, constitui o maior fator de risco para todas essas doenças responsáveis pela maioria das mortes.

A alimentação das populações com maior longevidade também apresenta muitas diferenças quando comparadas à alimentação dos norte-americanos. Os okinawanos[4] consomem, por exemplo, dez vezes menos carne e produtos lácteos e três vezes menos frutas do que os norte-americanos. Em contrapartida, comem muito mais peixes, legumes e sementes.

Okinawanos	Norte-americanos
3% carnes e ovos	29% carnes e ovos
2% produtos lácteos	23% produtos lácteos
34% vegetais	16% vegetais
6% frutas	20% frutas

---

4 Willcox, B.J. *et al.* "Hábitos alimentares dos okinawanos versus americanos." "Caloric Restriction, the Traditional Okinawan Diet and Healthy Aging", *Annals of the New York Academy of Science*, 2007.

Okinawanos	Norte-americanos
12% soja	< 1% soja
32% grãos	11% grãos
11% alimentos ricos em ômega 3	< 1% peixes

Os jejuns aliados à ingestão de poucas calorias e alimentos saudáveis são, sem dúvida, a melhor estratégia para viver mais e melhor. Todos esses povos seguem tal prática.

» **Diferença entre a concentração de sódio e de potássio na alimentação atual e na do paleolítico**

A quantidade de potássio que os alimentos disponíveis no paleolítico forneciam era entre cinco e dez vezes maior do que a de sódio. Atualmente, o sal está espalhado e escondido por todo lado, e ingerimos muito mais sódio do que potássio. Em média, os alimentos que fazem parte do nosso cotidiano fornecem 3,584 mg de sódio (Na+) e 2,795 mg de potássio (K), o que corresponde a uma proporção de Na/K de 0,77. Para muitos cientistas, essa é uma das principais razões do aumento exponencial de doenças.

Eliminar o consumo de sal (cloreto de sódio) e utilizar apenas flor de sal, que é rica em todos os minerais e respeita a proporção de Na/K, é fundamental. Estudos mostram que a alteração nessa proporção pode estar na origem das doenças mais comuns da atualidade, como câncer, doenças do sistema imunológico, doenças autoimunes e cardiovasculares.

4.3. O JEJUM INTERMITENTE PARA PERDER PESO

O jejum intermitente permite perder peso de maneira consistente e especialmente reduzir a massa gorda, desde que se sigam regimes dietéticos normocalóricos dentro da janela de alimentação.

Um estudo publicado pela American Medical Association na revista *JAMA Internal Medicine* analisou os efeitos do jejum intermitente comparando-o com regimes de restrição calórica em cem adultos obesos. Os participantes organizaram-se em dois grupos, de modo que um pôs em prática o jejum intermitente, e o outro, uma dieta de restrição calórica. Ao longo de um ano, ambos os grupos perderam peso, mas o estudo não conseguiu encontrar diferenças significativas na perda de peso geral entre eles.

Assim, no que se refere a perder quilos, adotar o jejum intermitente como estratégia é tão eficaz quanto a restrição calórica. Contudo, o jejum traz outras vantagens em termos de saúde, como a manutenção do peso e a redução da massa gorda, além de evitar o "efeito sanfona". Isso sem falar que é muito mais fácil integrá-lo ao dia a dia.

Muitas vezes, o jejum intermitente por si só pode não ser suficiente para o emagrecimento, especialmente se a dieta não abrir mão dos alimentos "proibidos" durante a janela de alimentação, apesar de sempre haver uma alteração metabólica com a melhoria da resistência periférica à insulina.

Como já abordado, durante a privação de comida há uma efetiva resposta na melhoria da sensibilidade dos receptores de insulina. A resistência periférica à insulina por alteração da sensibilidade dos seus receptores é hoje considerada a principal causa de obesidade no mundo.

Se o seu objetivo é perder peso, é bem provável que você já tenha experimentado as mais diversas dietas à procura do "plano milagroso". Muitas pessoas contam calorias, pesam a comida e vão à

academia insistentemente. Podemos garantir-lhe, entretanto, que o jejum intermitente é muito mais simples!

Veja: todas as estratégias para perder peso, além de se tornarem cansativas, muitas vezes são mesmo frustrantes. Tanta atenção, concentração e empenho na guerra contra o peso e a balança muitas vezes demora ou não dá sinal de resultados. A restrição calórica, bem como a escolha da origem das calorias e o aumento do gasto por meio de exercícios físicos são atitudes corretas, e não há dúvida de que os resultados apareçam. Mas, por vezes, os quilinhos voltam muito rapidamente, basta uma pequena distração. Muitos optam pelo jejum intermitente como estratégia para perder peso, podendo ajudar a atingir exatamente os mesmos resultados e ainda regular uma série de metabolismos que, quando desequilibrados, desencadeiam doenças.

Outra enorme vantagem do jejum intermitente na perda de peso deve-se ao fato de essa prática constituir um modo de vida e instalar-se como um hábito que, depois de consolidado, é mais difícil de perder.

A grande dificuldade das dietas hipocalóricas é a manutenção do mesmo registro alimentar em situações adversas ou fora da rotina. Quando temos fome e nos confrontamos apenas com comidas que não podemos ingerir, na maioria das vezes saímos do nosso plano.

Diferentemente disso, o jejum intermitente representa uma forma natural de viver, saudável e que permite a perda de peso, especialmente se associada à alimentação cetogênica. Logo após as primeiras horas de jejum, é notória a redução de gordura abdominal e visceral. A grande vantagem é que, no período do dia em que é permitido comer, prevalece a sensação de que nos alimentamos bem, e não de que estamos fazendo qualquer tipo de dieta clássica restritiva para emagrecimento.

Mais à frente, explicaremos o que você deve fazer para perder peso e gordura de maneira rápida. Você verá que é capaz de ficar sem fome, saciado e, aos poucos, ainda regular sua resistência à insulina e controlar a vontade de comer doces.

Estudo de caso

> Marta perdeu 14 kg em três meses com a introdução de jejum intermitente de 18 horas por dia. No período de alimentação, optou por um regime com restrição de açúcar e carboidratos. Além de todas as suas medidas terem melhorado, Marta sente-se com mais energia, vitalidade e motivação para continuar com o regime. O que mais a fascinou foi ter perdido a necessidade – quase um vício, na verdade – de comer doces.

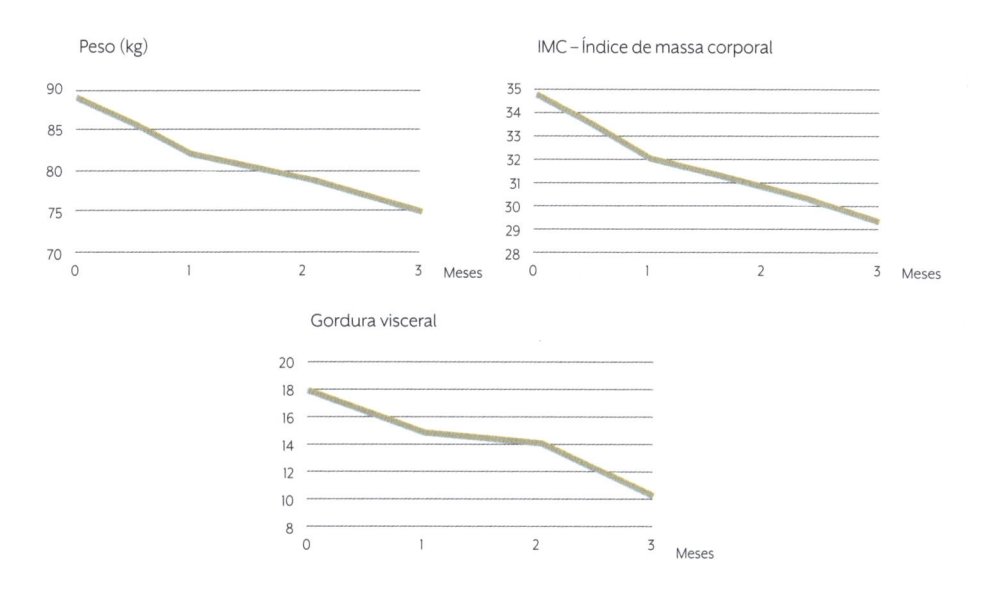

Peso (kg)

IMC – Índice de massa corporal

Gordura visceral

É mais do que esperado que, à medida que avança na leitura deste livro, você se dê conta de que o que está lendo contraria tudo o que já aprendeu com relação a dietas e perda de peso. É importante que você não se esqueça: o jejum intermitente é o modelo alimentar mais bem estudado e com os melhores resultados globais.

Se pensarmos bem, os modelos apregoados por muitos nutricionistas, aqueles que sugerem comer várias vezes ao dia, fazem pouco sentido. Comer antes de fazer exercício para aguentar o treino, fazer exercício para "gastar" e comer novamente para repor músculos? Esse é o esquema que sempre nos ensinaram! Será que tem alguma lógica nisso? Afinal, se fizermos o balanço calórico entre as calorias ingeridas e as gastas, muito dificilmente conseguiremos manter o déficit, que é a única situação que leva à perda de peso.

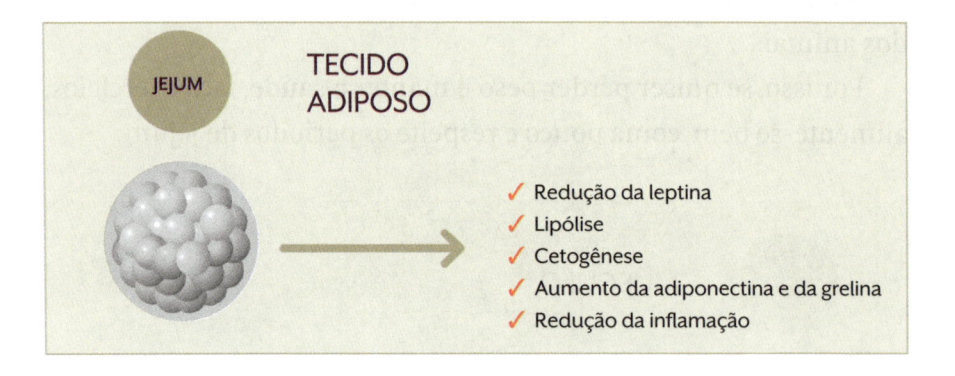

JEJUM → TECIDO ADIPOSO
- ✓ Redução da leptina
- ✓ Lipólise
- ✓ Cetogênese
- ✓ Aumento da adiponectina e da grelina
- ✓ Redução da inflamação

A alimentação fracionada tem a desvantagem de fazer com que o seu corpo desaprenda a utilizar a gordura acumulada como recurso energético. Afinal, é mais fácil gastar a comida recém-chegada ao estômago e absorvida, transformando-a em energia. É uma via mais rápida e direta.

» **Perde-se massa magra?**
As informações apresentadas num artigo de 2015 publicado na *Nutrition Reviews*, em que foram estudados mais de vinte artigos publicados em revistas de referência, recomendam que o jejum intermitente seja considerado uma alternativa à restrição calórica em indivíduos interessados em melhorar a composição corporal e a saúde em geral.

Outro estudo publicado no *Journal of Translational Medicine* contou com uma amostra de 34 homens, dividindo-os em dois grupos: um grupo de jejum intermitente e um grupo de controle. Ambos tiveram de completar um programa de treino de força de oito semanas. O grupo que fez jejum intermitente, além de ter aumentado a força e a massa muscular, perdeu uma porcentagem de massa gorda.

O jejum intermitente de 16 a 18 horas ajuda a reduzir a massa gorda, mantendo a massa muscular. Estudos efetuados em ratos de laboratório mostraram que o jejum aumenta a resistência física dos animais.

Por isso, se quiser perder peso e manter a saúde, faça exercícios, alimente-se bem, coma pouco e respeite os períodos de jejum.

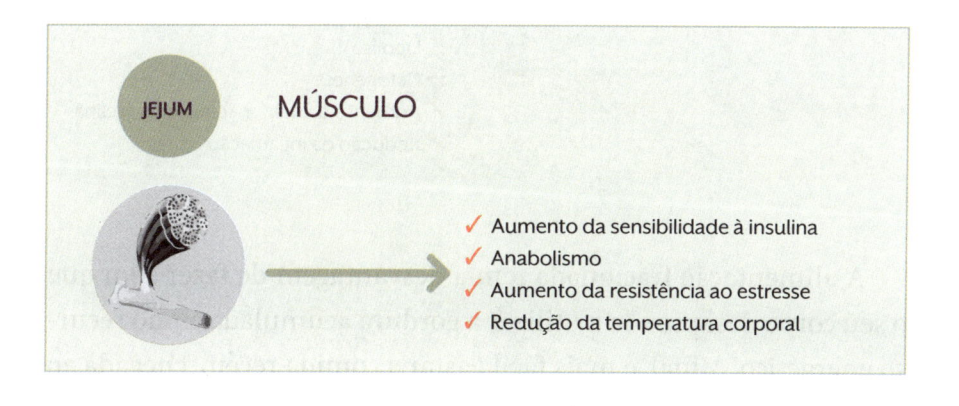

JEJUM → MÚSCULO
- ✓ Aumento da sensibilidade à insulina
- ✓ Anabolismo
- ✓ Aumento da resistência ao estresse
- ✓ Redução da temperatura corporal

Testemunho

Sempre fui magra, mas com a menopausa ganhei peso e, sobretudo, gordura abdominal. Com o jejum intermitente, consegui recuperar o meu peso e reduzir a gordura localizada.

Rita Machado, 52 anos

4.4. O JEJUM INTERMITENTE PARA DEIXAR DE SER DIABÉTICO

Sim. É possível! Esse tema é especialmente dirigido a você, leitor que é diabético de tipo 2 e toma medicamentos hipoglicemiantes (aqueles utilizados para baixar a concentração de glicose no sangue). Sabia que é possível deixar de ser diabético, livrar-se dos químicos, ter uma vida normal e evitar todos os efeitos secundários da doença?

O diabetes de tipo 2 é, sem dúvida, uma doença nutricional, e a sua remissão pode ser de 100% a partir da alteração de hábitos alimentares e de vida. O jejum intermitente é a estratégia mais rápida para deixar de ser diabético, por todas as razões que já vimos no capítulo anterior.

Entre muitos doentes que acompanhamos em nossas clínicas, destaca-se o exemplo do José Manuel.

Estudo de caso

José Manuel, diabético há 6 anos, chegou à consulta polimedicamentado, incluindo metformina (um hipoglicemiante oral administrado para baixar a concentração de açúcar no sangue) e sinvastatina. Apesar de o valor de sua glicemia estar dentro do intervalo considerado normal, todos os outros valores que refletem o metabolismo glucídico estavam alterados. Ao fim de três meses de jejum intermitente, tudo voltou à normalidade, e José Manuel iniciou o desmame dos medicamentos. Seu médico foi retirando progressivamente toda a prescrição.

	Início com medicamentos	1º mês	2º mês	3º mês	6º mês sem medicamentos
Glicemia	110	98	95	90	90
Insulina	22	18	17	10	9
HbA	6,5	6,2	5,9	5,6	5,5
Homa	2,9	2,3	2,2	1,3	1,2

Valores de referência para Homa-IR: Inferior a 1,97

O diabetes aparece como consequência de um período longo em que existe alteração da sensibilidade dos receptores da insulina. Antes de os valores de glicemia aparecerem aumentados nas análises de sangue, há uma alteração metabólica que está na origem da doença: a resistência periférica à insulina, sobre a qual já tratamos anteriormente. Alguns sintomas mais comuns podem surgir, mas facilmente se confundem com outras situações.

Vontade de ingerir doces e comer frequentemente, formigamentos nas mãos e pés e infecções de repetição podem ser indícios muito precoces de diabetes. Necessidade frequente de urinar, cansaço, visão turva e dificuldade em sarar feridas podem indicar que você está mesmo na iminência de desenvolver a doença.

No que diz respeito à gestão do açúcar e ao diagnóstico do diabetes, cabe deixar aqui um comentário sobre a maneira como ainda muitas vezes esse assunto é abordado. Dizem-nos que o diabetes aparece repentinamente, quando a concentração de glicose sobe no sangue, e que é um "mal necessário", porque é hereditário. "Se seus familiares já são diabéticos, é normal que você sofra da mesma doença. A solução é baixar a concentração de glicose no sangue por meio da ingestão de comprimidos para baixar a glicemia." Essa é a ladainha que nos contam, mas que, a partir de agora, já não nos convence mais.

> Quando feito sob a supervisão de um profissional de saúde e com monitoramento adequado da glicose, o jejum intermitente pode ser realizado com segurança em pacientes com diabetes.[5]

Na realidade, os processos de má gestão do açúcar começam muitos anos antes, sem que seja investigada a situação. Poucos

---

5   Grajower, M. *et al.*, 2019.

falam na concentração de insulina ou no índice HOMA-IR. O açúcar em excesso ingerido pelas pessoas – a maioria delas, infelizmente –, provoca uma produção contínua de insulina. Com o passar do tempo, os receptores da insulina deixam de ser sensíveis e começam a ser ineficazes na ordem que transmitem ao pâncreas para cessar a produção. O pâncreas começa então a produzir insulina incessantemente. Nessa fase, a glicemia (concentração de açúcar no sangue) ainda está em níveis normais. Como quase nunca se investigam os valores de insulina, a situação não é detectada antecipadamente e leva ao diabetes no futuro.

Fizemos a análise desse mecanismo no capítulo anterior, mas nunca é demais recordá-lo, haja vista sua importância no controle dessa doença. Com o passar do tempo, a glicemia começa a concentrar-se muito no sangue, e as análises obviamente surgem com valores alterados. O excesso de açúcar no sangue provoca glucotoxicidade, matando as células beta do pâncreas.

> O jejum intermitente preserva a qualidade das organelas pela via da autofagia-lisossoma para melhorar a sobrevivência das células beta e estimula marcadores de regeneração no diabetes induzido pela obesidade.[6]

4.5. O JEJUM INTERMITENTE PARA MELHORAR A SAÚDE CARDIOVASCULAR

> O jejum intermitente normocalórico e hipocalórico pode ser um método alimentar para ajudar na melhoria do perfil lipídico

---

6 Liu, H. *et al.*, 2017.

em homens e mulheres saudáveis, obesos e dislipidêmicos, reduzindo o colesterol total, LDL, triglicerídeos e aumentando os níveis de HDL.[7]

Alguns indicadores que, infelizmente, ainda não são tidos em conta quando das prescrições de análises de rotina são apontados como os novos fatores de risco para doenças cardiovasculares. Os valores desses indicadores podem ser melhorados pela introdução de um período sem ingerir alimentos, em muitos casos constituindo o tratamento dessas doenças. São eles:

- ✓ HDL (colesterol).
- ✓ LDL – todas as frações.
- ✓ Triglicerídeos.
- ✓ Homocisteína.
- ✓ LDL oxidado.
- ✓ Apolipoproteínas.
- ✓ Lp.
- ✓ PCR US.
- ✓ Gordura visceral e porcentagem de gordura.
- ✓ Toxicidade por metais pesados.
- ✓ Polimorfismos relacionados a doença cardíaca, inflamatória e oxidativa.
- ✓ Perfil de ácidos graxos eritrocitários.
- ✓ *Score* do cálcio.

O jejum intermitente induz uma série de alterações metabólicas capazes de corrigir valores analíticos associados ao risco cardiovascular.

---

7 Santos, H. *et al.*, 2010.

Os benefícios do jejum intermitente foram confirmados em pesquisas sobre o desenvolvimento da aterosclerose. O jejum intermitente inibe o desenvolvimento da placa aterosclerótica, reduzindo a concentração de marcadores inflamatórios, como IL-6, homocisteína e PCR. O regime de JI resulta num aumento nas concentrações plasmáticas de adiponectina e numa diminuição nas concentrações de leptina e resistina. [...] O efeito benéfico da dieta foi observado na prevenção da hipertensão. [...] Essa dieta não serve apenas para reduzir o peso corporal, mas também pode ser usada como um método eficaz de tratamento não farmacológico.[8]

Síndrome metabólica

	Aumento do perímetro abdominal
Mais de 14 horas de alimentação	Aumento da pressão arterial
Menos de 10 horas de jejum	Aumento da glicemia
	Aumento dos triglicerídeos
Com medicação	Diminuição do HDL

Fonte: Wilkinson, M. J. et al., 2019

Resultados de estudos em seres humanos, nos quais vários indicadores de saúde são medidos na linha base e após períodos de jejum intermitente de dois a seis meses ou mais, sugerem que o jejum pode proteger contra a síndrome metabólica e distúrbios associados, incluindo diabetes e doenças cardiovasculares.

---

8 Malinowski, B. et al., 2019.

Essa informação é preciosa para você que tem síndrome metabólica e toma estatinas (medicamentos para baixar o colesterol), é hipertenso e faz parte do grupo de pessoas que todos os anos acrescenta mais um medicamento à lista de seus fármacos diários. Uma equipe de cientistas da Universidade da Califórnia desenvolveu um estudo com humanos divididos em dois grupos. Um dos grupos comia dentro de uma janela maior do que 14 horas, e o outro grupo alimentava-se dentro de uma janela restritiva de 10 horas, durante 12 semanas.

Horas sem comer melhoram a saúde cardiometabólica em pacientes com síndrome metabólica, em pacientes medicados com estatinas e anti-hipertensivos. Essa intervenção é potencialmente poderosa no estilo de vida e deve ser associada à prática médica padrão para tratar a síndrome metabólica, dizem os autores do estudo.

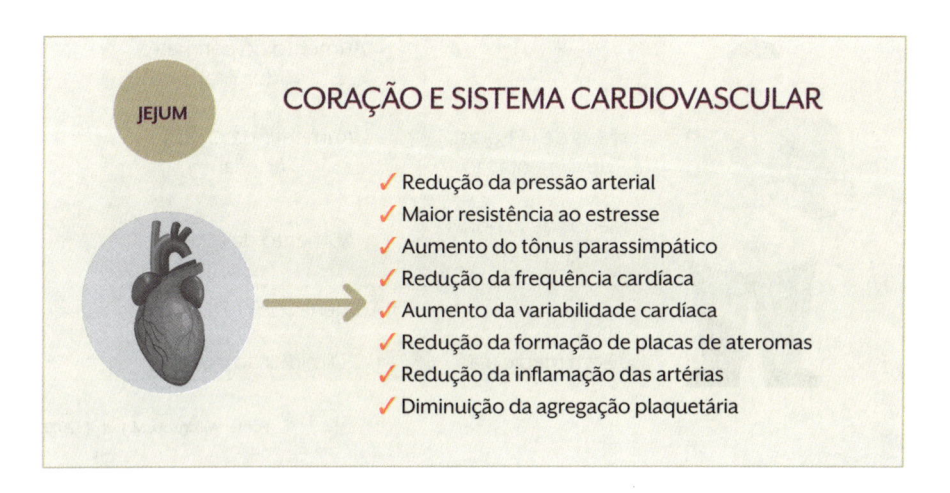

JEJUM

CORAÇÃO E SISTEMA CARDIOVASCULAR

- ✓ Redução da pressão arterial
- ✓ Maior resistência ao estresse
- ✓ Aumento do tônus parassimpático
- ✓ Redução da frequência cardíaca
- ✓ Aumento da variabilidade cardíaca
- ✓ Redução da formação de placas de ateromas
- ✓ Redução da inflamação das artérias
- ✓ Diminuição da agregação plaquetária

O jejum intermitente pode ser considerado um método que ajuda na melhoria do perfil lipídico, na obesidade e em dislipidemias em homens e mulheres. Conduz à diminuição do colesterol total, por redução do LDL e de triglicerídeos, aumentando os níveis de HDL.[9]

---

9 Santos, *et al.*, 2018.

Síndrome metabólica

	Redução do peso
	Redução do perímetro abdominal
10 horas de alimentação	Redução da pressão arterial
14 horas de jejum	Redução do LDL
	Redução do colesterol não HDL
Com medicação	Redução da hemoglobina glicada
	Melhoria do sono

Fonte: Wilkinson, M.J. *et al.*, 2019

Em pessoas que adotam um regime com jejum, verificam-se também menores concentrações de leptina produzida pelos adipócitos. Esse hormônio tem efeitos proaterogênicos (propensos a causar aterosclerose), e sua concentração é normalmente elevada em pessoas obesas, com maior índice de massa corporal, colesterol total, triglicerídeos, pressão arterial e biomarcadores inflamatórios.

O jejum intermitente limita muitos fatores de risco relacionados ao desenvolvimento de doenças cardiovasculares e inibe a formação de ateromas. Ácidos graxos e corpos cetônicos funcionam como a principal fonte de energia. A biotransformação da gordura, além de diminuir a massa gorda corporal, proporciona um melhor perfil lipídico.

O jejum intermitente aumenta as concentrações plasmáticas de adiponectina e reduz a concentração e resistência à leptina. Essa

alteração inibe a adesão dos monócitos às células do endotélio vascular, dos neutrófilos e a agregação plaquetária.[10]

Verificou-se também que longos períodos de jejum podem estar correlacionados com a prevenção da hipertensão arterial. O jejum intermitente causa um aumento do fator neurotrófico derivado do cérebro (BDNF), o qual resulta em redução das pressões sistólica e diastólica por ativação do sistema nervoso parassimpático, limita a hipertrofia ventricular e regula o ritmo cardíaco.

Com apenas 14 horas de jejum e alteração da alimentação na janela do dia em que é possível comer, obtêm-se todos os benefícios descritos anteriormente que levam à prevenção de doença cardiovascular. Os resultados são incríveis!

Testemunho

> Com a ajuda da dra. Alexandra Vasconcelos, o desafio da gestão do meu peso ficou muito mais fácil, pois, de forma clara, foram-me dadas estratégias simples, mas eficazes, das quais destaco o jejum intermitente. Depois de eliminar o açúcar e reduzir drasticamente os carboidratos, optei por fazer diariamente jejum de 16 horas. Progressivamente, os sentidos ficaram mais despertos, ganhei mais energia, permitindo-me fazer escolhas mais adequadas no meu dia a dia. O jejum intermitente foi um importante aliado, não só na perda de peso, mas sobretudo no meu bem-estar global.
>
> *António Veiga, 52 anos, psicólogo clínico e da saúde, psicoterapeuta em Gestalt*

---

10 Malinowski *et al.*, 2019.

	Inicial	Após 9 meses
Peso	87,5	74,8
IMC	30,3	26
% massa gorda	29,9	24,3
% massa magra	31,9	34,6
Gordura visceral	15	9
Glicose	139 mg/dl	96 mg/dl
Insulina	21,4 mUI/ml	8,2 mUI/ml
HOMA-IR	3	1,1
Homocisteína	17,2 mmol/l	11,6 mmol/l
Triglicerídeos	212 mg/dl	136 mg/dl
HDL-C/CT	0,19	0,26

4.6. O JEJUM INTERMITENTE PARA LIVRAR-SE DE DOENÇAS AUTOIMUNES

O jejum intermitente é também muito benéfico e indicado para pessoas com doenças autoimunes. Esse tipo de doença faz com que sejamos "atacados" pelo nosso próprio corpo. Apesar de as causas ainda serem desconhecidas, na maioria das vezes existe um elemento exterior ao organismo capaz de desencadear o ataque. O que parece acontecer é que o nosso sistema imunológico perde a tolerância e a eficiência em distinguir o intruso. Em vez de eliminar agentes patogênicos das células e dos tecidos do corpo, ataca o próprio organismo.

Neste livro, você terá acesso a importantes informações para utilizar o jejum intermitente como o seu melhor aliado no combate a tais doenças.

As doenças autoimunes estão intimamente relacionadas com o intestino, o microbioma intestinal e a saúde da mucosa intestinal. O jejum intermitente aumenta a diversidade e tem um efeito profundo na composição do microbioma intestinal.[11]

O esquema seguinte resume uma série de fatores que podem efetivamente constituir a causa de distúrbios autoimunes.

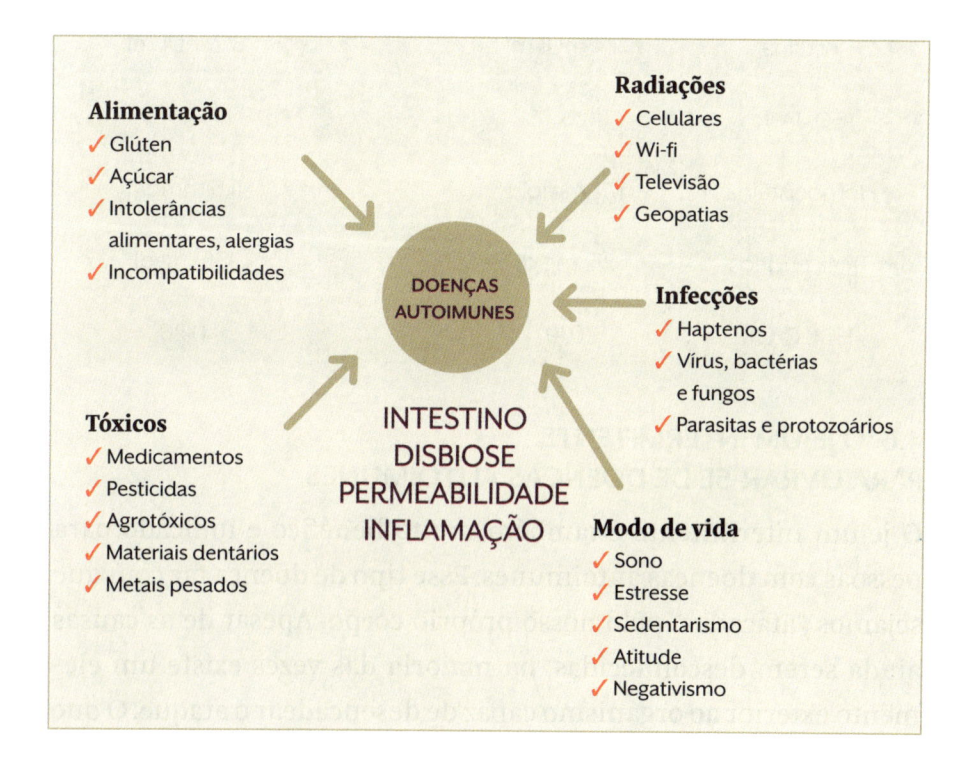

Alimentação
- ✓ Glúten
- ✓ Açúcar
- ✓ Intolerâncias alimentares, alergias
- ✓ Incompatibilidades

Radiações
- ✓ Celulares
- ✓ Wi-fi
- ✓ Televisão
- ✓ Geopatias

Tóxicos
- ✓ Medicamentos
- ✓ Pesticidas
- ✓ Agrotóxicos
- ✓ Materiais dentários
- ✓ Metais pesados

Infecções
- ✓ Haptenos
- ✓ Vírus, bactérias e fungos
- ✓ Parasitas e protozoários

Modo de vida
- ✓ Sono
- ✓ Estresse
- ✓ Sedentarismo
- ✓ Atitude
- ✓ Negativismo

DOENÇAS AUTOIMUNES

INTESTINO
DISBIOSE
PERMEABILIDADE
INFLAMAÇÃO

---

11 Cignarella, F. *et al.*, 2018.

A abordagem da medicina convencional em relação aos doentes autoimunes é dirigida à modulação dos sintomas e à supressão da resposta imunitária.

Graças ao conhecimento científico atual, sabemos que precisamos atuar sobre várias vertentes e gatilhos dos doentes portadores de autoimunidade, agindo na causa, e não apenas na modulação dos sintomas.

A alimentação, déficits nutricionais, tóxicos, radiações, infecções silenciosas e a maneira como vivemos (dormir pouco e mal, estresse, falta de exercícios físicos) têm participação direta no surgimento dessas doenças. A restrição calórica, bem como a eliminação de glúten e produtos lácteos, permitem manter um intestino equilibrado e com a permeabilidade correta. Alterações do microbioma intestinal e da permeabilidade existem em quase 100% das doenças autoimunes. Os períodos de jejum permitem que o corpo se "limpe" de resíduos bacterianos, víricos etc. e do excesso de tóxicos eventualmente acumulados no organismo e considerados as verdadeiras causas das doenças autoimunes. A reparação e a desintoxicação que ocorrem em períodos de jejum são fundamentais para mantermos a saúde e estimularmos os nossos mecanismos de cura.

Nessas, e em quase todas as doenças, o intestino assume um papel crucial, e por essa razão ele é essencial. Pessoas que fazem jejum intermitente frequentemente têm um enriquecimento de bactérias intestinais, sobretudo as das famílias *lactobacillus*, *bacteroides* e *prevotella*. A riqueza do microbioma intestinal foi inversamente relacionada aos níveis de leptina, que estimulam o apetite. Os valores mais baixos de leptina resultantes do jejum intermitente conduzem, assim, a uma maior diversidade da flora intestinal. Durante o jejum, há maior formação de cetonas e refinamento do metabolismo do glutatião, que melhora as vias de antioxidação, processo fundamental nessas e em outras doenças.

O jejum intermitente tem também efeitos diretos sobre as células da mucosa intestinal. Esse sistema imunológico existente nas mucosas (GALT) é também regulado com a redução dos linfócitos T, que são produtores de IL-17 pró-inflamatória, e o aumento dos linfócitos reguladores. Esses efeitos podem modular a resposta imunitária sistêmica, e o jejum tem esse superpoder.

O vírus EBV criou uma epidemia secreta. Mais de 90% das pessoas são portadoras desse vírus, e, muitas vezes, sua reativação é responsável por inúmeras doenças estranhas, com causas ainda desconhecidas para a medicina convencional. Elas são chamadas de doenças de causa idiopática. Entre elas estão a fibromialgia, a esclerose múltipla e a tireoidite de Hashimoto, bem como uma série de sintomas que galopantemente atingem muitas pessoas de modo indiscriminado e em todas as idades. Os portadores de doenças autoimunes são pouco ouvidos, no sentido de descortinar uma possível causa ou explicação para esse ataque súbito aos órgãos ou sistemas que normalmente se dá após um estresse emocional ou físico.

Os vírus e as bactérias que vivem silenciosamente dentro de nós aproveitam-se de fases em que nos privamos de nutrientes essenciais, como as vitaminas do complexo B, o zinco e a vitamina D, ou quando somos surpreendidos por uma experiência emocional traumática, como uma separação, uma morte ou problemas familiares ou profissionais graves. O vírus detecta essa fase e aproveita-se da fragilidade imunitária para reativar-se, utilizando nossas próprias células.

O jejum intermitente de 24 horas por semana auxilia nos processos de autoimunidade. Ficar 48 horas sem comer ativa os processos de reciclagem que permitem eliminar restos de vírus, bactérias e fungos e as suas próprias toxinas. O jejum permite aumentar a eficácia do sistema imunológico, que é determinante para manter controladas possíveis reativações virais.

Testemunho

Achei que a minha vida tivesse acabado. Nos últimos dois anos, desejei morrer incontáveis vezes. O que me manteve viva e determinada foi a forma como os meus filhos olhavam para mim. A medicina não me dava resposta. Tinha uma doença incurável com a qual teria de viver o resto da vida. As dores eram incapacitantes. Dias e dias sem conseguir sair da cama, sem conseguir me mexer e sem sequer conseguir me arrumar. A lista dos medicamentos para a artrite reumatoide era infindável, e sempre que eu ia ao médico, adicionava mais um, na esperança de que a diminuição das dores me permitisse uma vida mais normal. Estava desesperada e, como grito de revolta, não tomei qualquer comprimido durante dois dias, bebendo somente água e chás. Mantive apenas o metotrexato, já que o tomava somente uma vez por semana.

Qual não foi o meu espanto quando verifiquei que as dores eram praticamente as mesmas com ou sem medicação e, à medida que as horas iam passando, parecia que o incômodo era cada vez menor. Sem perceber direito o que estava acontecendo comigo, recorri à dra. Alexandra Vasconcelos como última alternativa.

Após vários exames, iniciei o tratamento e introduzi 48 horas de jejum, complementando com jejum de 16 horas e dieta isenta de glúten.

Inacreditavelmente, recuperei a vitalidade e a energia, e aos poucos as dores foram desaparecendo. Agora o nosso desafio é anular um vírus (Epstein-Barr), relacionado, provavelmente, à origem do meu problema.

Ana, 42 anos

4.7. O JEJUM INTERMITENTE PARA MELHORAR A SAÚDE DO CÉREBRO

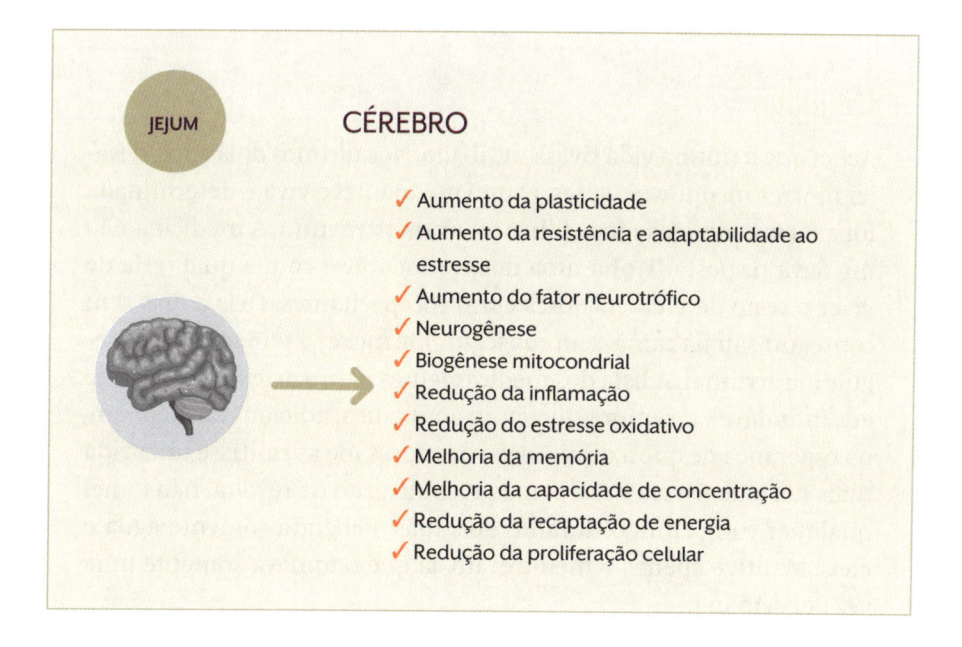

JEJUM → CÉREBRO

- ✓ Aumento da plasticidade
- ✓ Aumento da resistência e adaptabilidade ao estresse
- ✓ Aumento do fator neurotrófico
- ✓ Neurogênese
- ✓ Biogênese mitocondrial
- ✓ Redução da inflamação
- ✓ Redução do estresse oxidativo
- ✓ Melhoria da memória
- ✓ Melhoria da capacidade de concentração
- ✓ Redução da recaptação de energia
- ✓ Redução da proliferação celular

Sempre ouvimos dizer que o cérebro precisa de açúcar, mas alguns períodos de jejum têm efeitos extraordinários sobre esse órgão. O fator neurotrófico derivado do cérebro (BDNF, do inglês *Brain-Derived Neurotrophic Factor*) é uma proteína fabricada pelos neurônios e indispensável para a manutenção da plasticidade cerebral e da neurogênese (formação de novos neurônios). Esse fator, além de responsável pelo crescimento de células nervosas novas, protege contra o Alzheimer e outras doenças neurológicas. A metabolização dessa proteína no cérebro aumenta com o jejum e na presença de baixos níveis de glicose.

A troca metabólica na fonte de combustível celular é acompanhada por adaptações celulares e moleculares das redes neurais no cérebro, que melhoram a sua funcionalidade e aumentam a sua resistência ao estresse, a lesões e a doenças. Para o pesquisador Mark P. Mattson, já referenciado neste livro, essas trocas metabólicas entre períodos de cetose (jejum e/ou exercício) seguidos de um período de recuperação

(alimentação, descanso e sono) podem otimizar a função cerebral e a resiliência ao longo da vida. Tais ciclos tendem a produzir uma melhoria nos circuitos neuronais envolvidos na cognição e no humor. Esse mecanismo afeta várias vias de sinalização que promovem a neuroplasticidade e a resistência do cérebro contra lesões e doenças.

O impacto positivo na cognição, na melhoria da memória associativa e espacial e na memória de trabalho é notório em animais e humanos, nos quais verifica-se também uma melhoria na memória verbal e na resistência das células, tecidos e órgãos ao estresse e a doenças comuns associadas ao envelhecimento e a estilos de vida sedentários e excessivos.

Para nos protegermos de doenças como Alzheimer e Parkinson e mantermos um sistema nervoso cheio de saúde, devemos fazer jejum intermitente, uma vez que isso pode atrasar o início e retardar a progressão dessas disfunções e degeneração neuronal.

Testemunho

> Antes de praticar o jejum intermitente, sentia-me muito cansada, com dores de cabeça frequentes, sem força de vontade e, consequentemente, baixa produtividade, profissional e pessoalmente.
>
> Quando iniciei o período de jejum intermitente duas vezes na semana (16 horas), esses dois dias não foram fáceis, pois ficava o tempo todo checando as horas para poder quebrar o jejum. Não tinha dores de cabeça, mas após a primeira refeição passei a ter (me vinha a sensação de que o meu organismo precisava de mais tempo em jejum para poder restabelecer-se!).
>
> Desde a segunda semana até hoje, os benefícios do jejum intermitente foram imensos: na diminuição acentuada das dores de cabeça, na melhoria dos níveis de energia e de produtividade e, acima de tudo, numa clareza mental fantástica que havia muito tempo não existia. Por conta disso, o jejum intermitente já faz parte da minha rotina.
>
> *Eugénia Cruz, 42 anos*

4.8. O JEJUM INTERMITENTE PARA DÉFICIT DE ATENÇÃO E CRISES DE EPILEPSIA

Cabe aqui uma nota especial para pessoas que sofrem de epilepsia, sejam crianças e adolescentes ou mesmo pessoas mais velhas. Existem muitas evidências científicas de que a dieta cetogênica e os jejuns intermitentes podem constituir um tratamento não farmacológico para a epilepsia, com mais de 50% de redução de crises.

Tem sido também estudado o impacto do excesso de açúcar no comportamento de pessoas com déficit de atenção (TDAH). Hoje percebemos que existe uma relação direta entre esses comportamentos e a homeostasia do açúcar sanguíneo e os valores da HbA1c (hemoglobina glicada A1c).

Assim, o jejum intermitente e as dietas cetogênicas são indicadas para ambas as situações.

4.9. O JEJUM INTERMITENTE PARA A DESINTOXICAÇÃO

A toxicidade a que todos estamos expostos atualmente é considerada por muitos autores como um dos pontos fundamentais que levam ao aparecimento de doenças crônicas. Ter um fígado competente, portanto, é imprescindível. Também aqui os longos períodos de jejum ajudam o fígado, libertando-o de gordura e toxicidade.

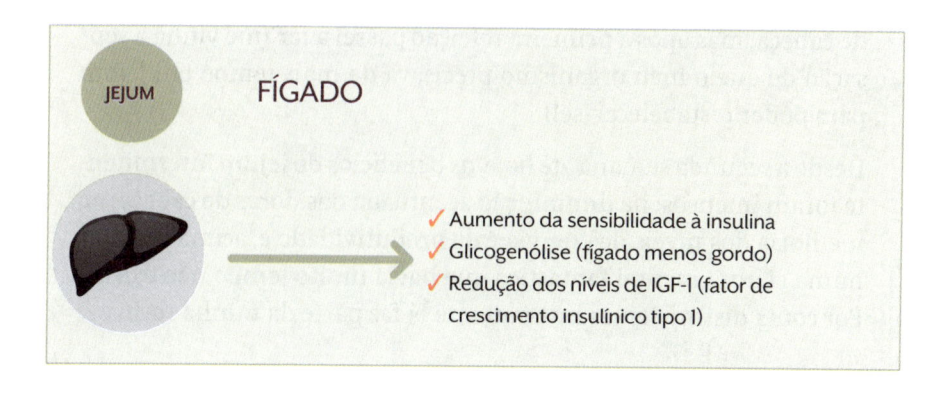

JEJUM → FÍGADO
- ✓ Aumento da sensibilidade à insulina
- ✓ Glicogenólise (fígado menos gordo)
- ✓ Redução dos níveis de IGF-1 (fator de crescimento insulínico tipo 1)

Como vimos anteriormente, se ficarmos mais de 24 horas sem comer, ativam-se os mecanismos de autofagia. Essa é uma excelente opção para quem precisa se desintoxicar profundamente: fazer 24 horas de jejum por semana ou 48 horas de uma a duas vezes por mês.

4.10. O JEJUM INTERMITENTE PARA REDUZIR A INFLAMAÇÃO CRÔNICA E O ESTRESSE OXIDATIVO

Oitenta e oito por cento dos norte-americanos apresentam resistência à insulina, cuja maior repercussão é a inflamação, fator que mais contribui para doenças e envelhecimento. Na Europa, apesar de um pouco menor, essa incidência ainda é assustadora.

Durante o jejum, há grandes alterações metabólicas no organismo que levam à redução dos níveis inflamatórios, causa presente em quase todas as doenças crônicas.

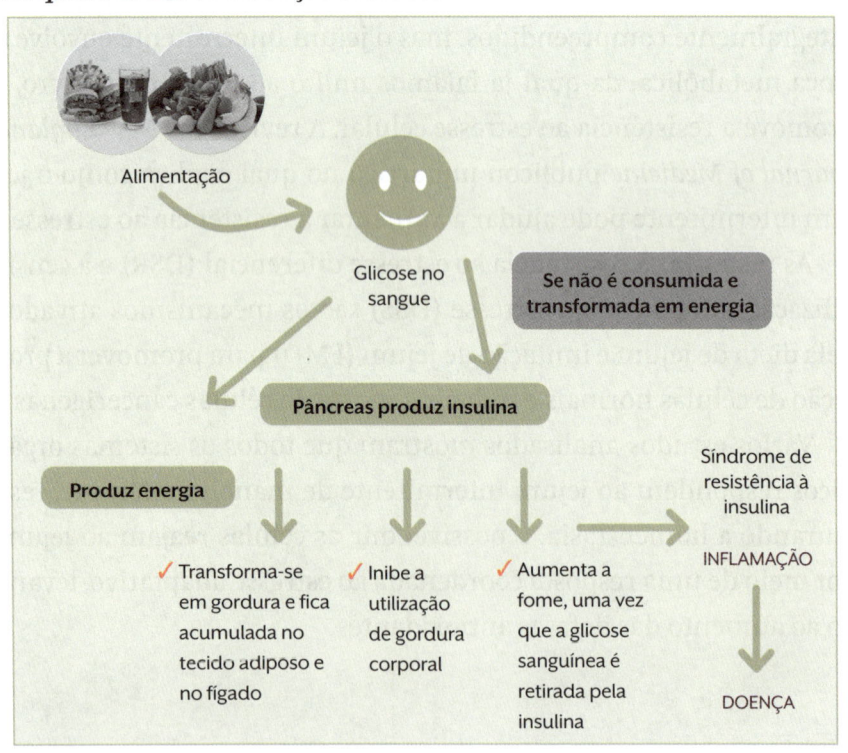

Alimentação → Glicose no sangue → Se não é consumida e transformada em energia → Pâncreas produz insulina

- Produz energia
- ✓ Transforma-se em gordura e fica acumulada no tecido adiposo e no fígado
- ✓ Inibe a utilização de gordura corporal
- ✓ Aumenta a fome, uma vez que a glicose sanguínea é retirada pela insulina

→ Síndrome de resistência à insulina → INFLAMAÇÃO → DOENÇA

O jejum diminui a resistência periférica à insulina, com implicações positivas na redução da inflamação crônica sistêmica presente em todas as doenças crônicas.

> Marcadores pró-inflamatórios, como a homocisteína, a interleucina 6 (IL6) ou a proteína C reativa, contribuem para a inflamação crônica, especialmente a das artérias, relacionada com a acumulação de placas ateroscleróticas subjacentes às doenças cardiovasculares, segundo alguns estudos.[12]

O estresse celular provoca alterações na homeostasia (equilíbrio) celular, com redução do poder antioxidante, abrindo caminho para a proliferação de células cancerígenas.

Os entusiastas do jejum intermitente sentem também benefícios em seus níveis de estresse. Esses mecanismos ainda não são integralmente compreendidos, mas o jejum intermitente envolve a troca metabólica, da qual já falamos muito ao longo deste livro, e promove a resistência ao estresse celular. A revista *The New England Journal of Medicine* publicou um artigo no qual explica como o jejum intermitente pode ajudar a aumentar a resistência ao estresse.

As respostas à resistência ao estresse diferencial (DSR) e à sensibilização diferencial ao estresse (DSS) são os mecanismos ativados pela dieta de jejum e imitação de jejum (FMD) para promover a proteção de células normais e induzir a morte de células cancerígenas.

Vários estudos analisados mostram que todos os sistemas orgânicos respondem ao jejum intermitente de maneira tolerante, restaurando a homeostasia. É possível que as células reajam ao jejum por meio de uma resposta coordenada ao estresse adaptativo, levando ao aumento das defesas antioxidantes.

---

12 Aksungar *et al.*, 2017.

4.11. O JEJUM INTERMITENTE PARA MANTER O INTESTINO SAUDÁVEL

Caro leitor, você certamente já está familiarizado com essa informação: para gozar de boa saúde, temos de "mimar" e manter o nosso intestino saudável. Em livros anteriores, dedicamos várias páginas ao conhecimento e entendimento da importância que o intestino tem em nossa saúde global e na doença. Agora nos limitaremos a relembrar que temos um intestino e que ele merece toda a nossa atenção.

Sabemos que o microbioma intestinal desempenha um papel crucial nas funções metabólicas do seu hospedeiro. Sua composição é única, diversificada e multifuncional. A absorção de nutrientes, a regulação da imunidade, a proteção contra a colonização de patógenos e a produção de algumas substâncias são funções muito importantes desse ecossistema.

Recentemente, publicou-se na *The Turkish Journal of Gastroenterology* um dos poucos estudos que relacionam inequivocamente o jejum intermitente ao intestino e à flora intestinal. Nele foram apresentados os resultados da análise do microbioma intestinal de pessoas que praticaram 17 horas de jejum por dia durante 29 dias seguidos por questões religiosas (Ramadã). Essa população islâmica apresenta um incremento na abundância de bactérias intestinais como a *Akkermansia muciniphila* e a *Bacteroides fragilis*, duas estirpes essenciais para a manutenção do equilíbrio da flora intestinal.

Logo, o jejum intermitente ajuda a equilibrar o intestino, proporcionando qualidade ao ecossistema intestinal, não só no microbioma, mas também na redução da inflamação e da proliferação celular.

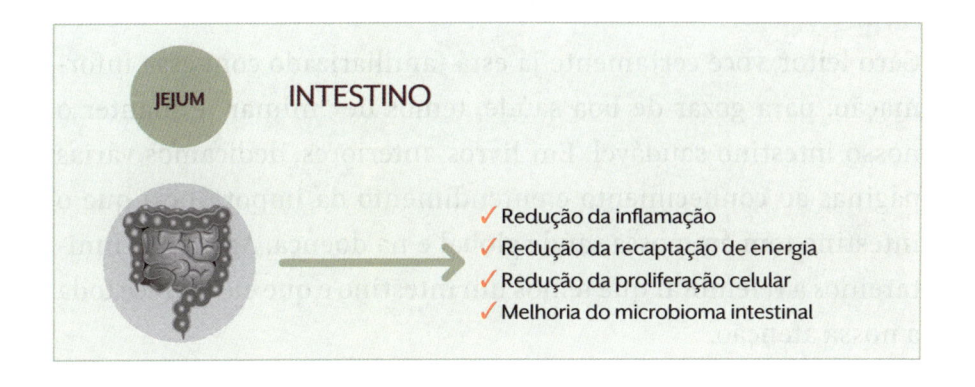

JEJUM → **INTESTINO**
- ✓ Redução da inflamação
- ✓ Redução da recaptação de energia
- ✓ Redução da proliferação celular
- ✓ Melhoria do microbioma intestinal

4.12. O JEJUM INTERMITENTE PARA PREVENIR E VENCER O CÂNCER

Otto Warburg, vencedor de um Prêmio Nobel em 1931, descobriu que as células cancerígenas apresentam uma "deficiência" quando comparadas às células sãs: essas células não são capazes de utilizar a gordura como energia, limitando-se a viver a partir da utilização de açúcar. As células cancerígenas aumentam a captação de glicose para gerar principalmente lactato.

O efeito Warburg, tão bem-estudado, postula que as células cancerígenas não respiram (fosforilação oxidativa) e obtêm glicose por meio da fermentação (glicólise), mesmo na presença de elevadas concentrações de oxigênio.

> As células cancerígenas são muito mais ávidas por captação de açúcar do que as células não doentes do organismo. Assim, convém evitar esses tipos de alimentos, uma vez que alimentariam mais o tumor do que o paciente.[13]

O PET (Position Emiting Tomography), exame de diagnóstico que permite avaliar e identificar células cancerígenas, consiste em

---

13 Harjes, U., 2018.

injetar por via endovenosa glicose radioativa e realizar um *scan* em seguida. Essa técnica permite identificar distintas localizações de células cancerígenas no organismo do paciente, o que demonstra que as células cancerígenas têm muito mais afinidade para a captação de glicose do que as células sãs.

Há argumentos científicos suficientes demonstrando que o metabolismo energético pode ser o responsável pelo comportamento proliferativo das células cancerígenas.

Então, por que se oferece açúcar nos hospitais aos doentes oncológicos? Serão necessárias mais evidências? A caquexia, principal complicação em termos de peso no decorrer da evolução dessas doenças, não poderia ser evitada por meio de outros regimes alimentares que excluíssem o açúcar?

Assim, a modulação metabólica da célula cancerígena pode passar por restrições calóricas, de modo que o jejum e a dieta cetogênica constituem ferramentas poderosas enquanto coadjuvantes dos tratamentos clássicos. Para além de não haver fornecimento de glicose, principal fonte energética dessas células, verifica-se também um aumento do estresse oxidativo, que, segundo alguns estudos, melhora a resposta aos tratamentos convencionais do câncer, como a quimioterapia e a radioterapia.

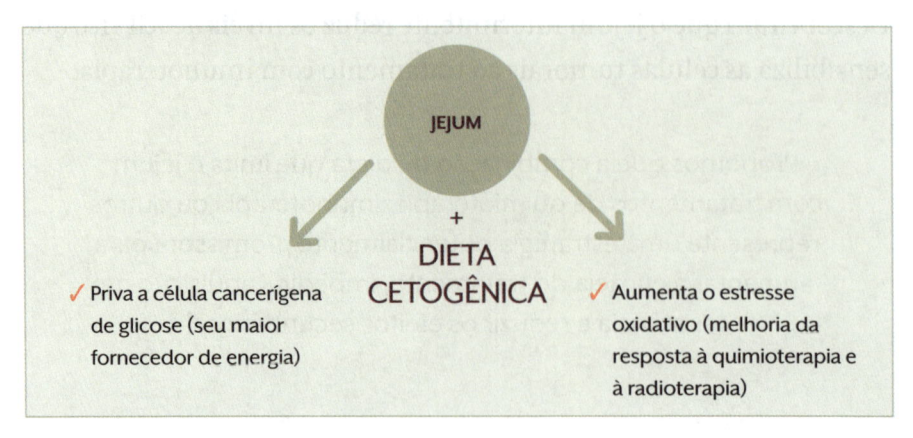

JEJUM
+
DIETA CETOGÊNICA

✓ Priva a célula cancerígena de glicose (seu maior fornecedor de energia)

✓ Aumenta o estresse oxidativo (melhoria da resposta à quimioterapia e à radioterapia)

Um estudo publicado na revista *JAMA Oncology* recolheu, ao longo de quatro anos, dados de 2.413 mulheres com câncer de mama. Durante esse período, foi pedido a essas mulheres que estimassem o tempo de jejum. O estudo descobriu que, quanto mais tempo as mulheres jejuavam, menor era o risco de recorrência desse tipo de câncer. Uma das possíveis explicações para isso é que, após um longo período, o corpo começa a "comer" as suas próprias células, utilizando-as como fonte de energia. Nesse processo, as células mais fracas e defeituosas são substituídas por outras novas e mais saudáveis.

Assim, as potenciais células cancerígenas podem ser utilizadas como fonte de energia, para que células mais saudáveis possam nascer, em vez de se multiplicarem à medida que o tempo passa.

Os benefícios do jejum intermitente na oncologia são cada vez mais conhecidos. Um estudo muito recente, publicado na revista *Nature Cancer*, confirma que ciclos de jejum intermitente incrementam a atividade antitumoral de anti-PD-1 em modelos animais com câncer de pulmão. Investigadores do CIMA da Universidade de Navarra, em colaboração com o Centro de Investigación Biomédica en Red Cáncer (CIBERONC), desenvolveram um projeto experimental inovador, por meio do qual quiseram conhecer o papel do jejum na capacidade terapêutica da imunoterapia no câncer de pulmão mais frequente. Descobriram que o jejum intermitente reduz os níveis de IGF-1, o que sensibiliza as células tumorais ao tratamento com imunoterapia.

> Propomos que a combinação de dieta que imita o jejum com tratamentos de quimioterapia, imunoterapia ou outros represente uma estratégia potencialmente promissora para aumentar a eficácia do tratamento, impedir a aquisição de resistência e reduzir os efeitos secundários.[14]

---

14 Nencioni, A. *et al.*, 2018.

O efeito do jejum e dietas que imitam o jejum no organismo permite uma redução da toxicidade farmacológica em mulheres com câncer de mama e que fazem jejum antes da quimioterapia. Está também descrita a melhoria da qualidade de vida e a redução do cansaço em mulheres com câncer de mama e de ovário que fazem quimioterapia e que seguiram a dieta que imita o jejum durante 60 horas.

POR QUE DEVEMOS FAZER JEJUM

- ✓ Estimula a produção de energia na mitocôndria, com consequente melhoria dos marcadores do envelhecimento.
- ✓ Regenera as células imunológicas.
- ✓ Torna o sistema imunológico mais forte e inteligente.
- ✓ Controla doenças autoimunes.
- ✓ Aumenta a produção do hormônio do crescimento.
- ✓ Potencializa os efeitos dos exercícios físicos.
- ✓ Promove perda de peso e de gordura abdominal.
- ✓ Melhora a cognição, memória e saúde do sistema nervoso e reduz as crises de epilepsia.
- ✓ Corrige o diabetes e a síndrome de resistência à insulina.
- ✓ É eficaz no combate a doenças cardiovasculares.
- ✓ Reduz o apetite e a ânsia por doces.
- ✓ Reduz a inflamação.
- ✓ Potencializa tratamentos convencionais para o câncer.
- ✓ É o melhor aliado contra o câncer.
- ✓ Melhora a cicatrização da pele, sendo aconselhado durante os períodos pós-cirurgias ou no tratamento de ferimentos.
- ✓ Aumenta a longevidade.
- ✓ Aumenta os níveis de energia e vitalidade.

5. Vantagens do jejum intermitente

Para além dos efeitos benéficos no seu organismo, na sua saúde e no seu bem-estar, o jejum intermitente também proporciona inúmeras vantagens de caráter mais prático, face a outras dietas e regimes alimentares.

1. ECONOMIZA TEMPO

Fazer jejum libera tempo para outras tarefas, às vezes mais importantes, como praticar exercícios físicos, conversar com quem amamos, meditar, ler, rezar, pensar, ouvir música e tantas outras atividades essenciais e que alimentam o nosso espírito.

Nós nos lembramos de alimentar o corpo, mas nos esquecemos de que a nossa alma, o nosso coração, a nossa cabeça e o nosso espírito também precisam ser convenientemente alimentados, e provavelmente não aguentam períodos de jejum como o corpo físico aguenta. Muitas vezes, sentimos fome física porque não sabemos interpretar os nossos sentimentos. Isso pode ser sintoma de estresse, tristeza ou falta de vontade para tomar iniciativas. Por vezes, é também *sede* que confundimos com *fome*.

2. É FÁCIL

Fazer jejum é fácil. Vencido o período inicial, entra-se na rotina, e os resultados são poderosos, tanto no peso como em todos os

indicadores de saúde. É mais fácil aprender e entender que só se pode comer dentro de um determinado período no dia do que seguir planos alimentares sofisticados, com quantidades de alimentos precisas e com restrições de determinados grupos de macronutrientes. Pessoas mais leigas em relação à saúde têm muito mais dificuldade em saber qual a composição de cada alimento e o que podem ou não comer.

3. É CÔMODO

Quando saímos de casa, é cômodo fazer jejum. Não temos de nos preocupar porque o café da manhã não é de nosso agrado ou não inclui os alimentos que estamos habituados a comer. Viajar implica quase sempre sair da rotina alimentar. Para quem viaja, é muito cômodo jejuar durante um determinado período e limitar a comida a duas refeições principais. Alimente-se dentro de uma janela de tempo de seis a dez horas durante o dia.

4. É UNIVERSAL

O jejum intermitente ajusta-se a todas as pessoas, com exceção de alguns grupos que necessitam de jejuns mais moderados, como vimos no capítulo 3. Além disso, a grande vantagem do jejum é que ele pode ser introduzido a qualquer dieta – do paleolítico, *low-carb*, vegana, vegetariana, macrobiótica, entre tantas outras. Mesmo as pessoas que optam por continuar a comer mal podem se beneficiar do jejum intermitente.

5. É AJUSTÁVEL

O jejum intermitente é perfeitamente ajustável a qualquer situação mais adversa. Todos os contratempos que nos fazem furar os

regimes alimentares mais saudáveis não perturbam o jejum. Se for sair, se estiver de férias, cansado ou não tiver comida na geladeira, se estiver doente ou sem paciência, é possível continuar a fazer jejum preservando as 16, 18, 20 ou 24 horas sem comer.

6. É CONCRETIZÁVEL A LONGO PRAZO

Por tratar-se de uma alteração no modo de vida, é possível adotar o jejum intermitente por muitos anos. Quando nos habituamos, já não sentimos fome e não queremos comer tanto. Eis a grande vantagem: não é uma imposição de regras alimentares que nos aborrecem e que por isso mesmo se tornam quase impossíveis de serem mantidas por muito tempo. Quem faz jejum intermitente não quer mais largar esse hábito.

7. É EFICAZ

O jejum intermitente é, atualmente, o regime alimentar mais estudado e que traz mais benefícios, validados cientificamente, para a manutenção da saúde, a prevenção de muitas doenças e o envelhecimento saudável.

É considerado, inclusive, como tratamento não farmacológico para diabetes, doenças autoimunes, doenças cardiovasculares, obesidade, hipertensão, e coadjuvante contra doenças oncológicas, distúrbios imunológicos e para o aumento da longevidade.

8. CONTRIBUI PARA A SUSTENTABILIDADE DO PLANETA

Se por um lado lutamos contra a fome, que infelizmente ainda existe em nosso planeta, por outro lado também devemos lutar cada vez mais contra o desperdício alimentar.

Vivemos num mundo onde a obesidade cresce alucinantemente. As pessoas comem demais, o que, além de suscitar questões de saúde pública, torna a sustentabilidade um problema terrivelmente preocupante.

9. É ECONÔMICO

Ora, não comer ou comer pouco custa muito menos dinheiro. Não pagamos para fazer jejum!

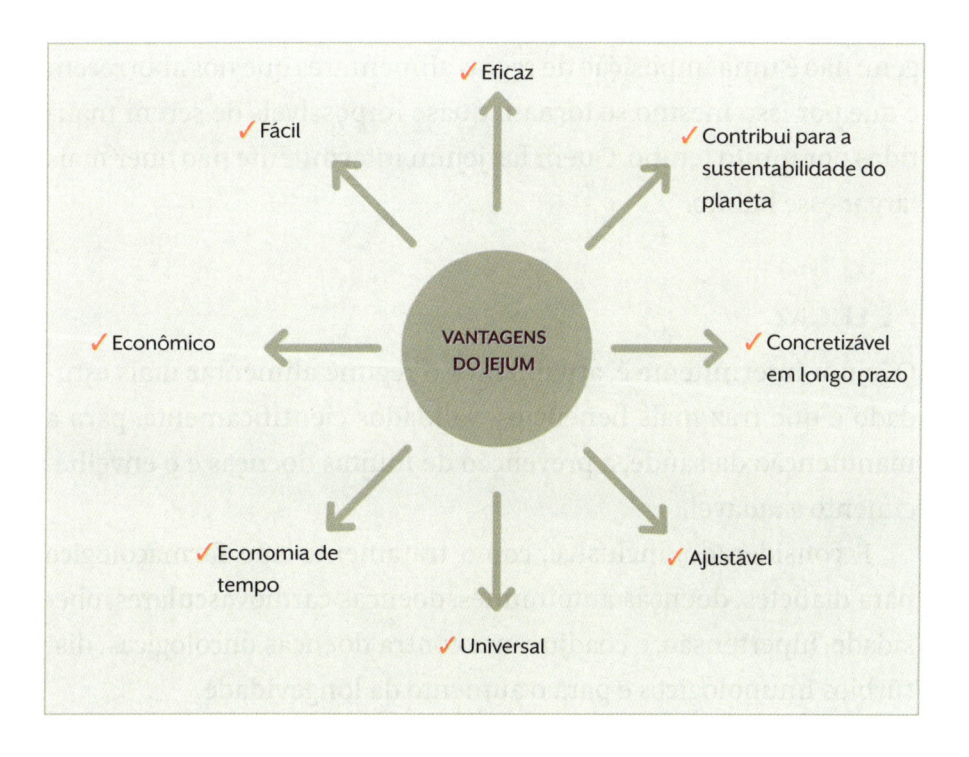

VANTAGENS DO JEJUM

- ✓ Eficaz
- ✓ Fácil
- ✓ Contribui para a sustentabilidade do planeta
- ✓ Econômico
- ✓ Concretizável em longo prazo
- ✓ Economia de tempo
- ✓ Ajustável
- ✓ Universal

6. Os grandes mitos sobre o jejum

Sempre ouvimos dizer que pular qualquer uma das refeições poderia trazer consequências negativas para nossa saúde. Ora, se é assim, por que então falar agora de jejum?

Neste capítulo, vamos desmistificar uma série de ideias que nos enfiaram na cabeça, mensagens que surgem por toda parte, desde televisão, jornais e revistas a artigos de opinião. Fazem-nos acreditar que são verdades absolutas e cientificamente comprovadas por meio de mensagens como "você precisa comer bem", "você tem que comer várias vezes ao dia", "você precisa sempre tomar seu café da manhã assim que acordar" ou "jamais pule uma refeição".

Existem vários mitos bastante consolidados e que por vezes podem nos desencorajar e minar nossa convicção para iniciar o jejum intermitente. Seguem alguns exemplos.

"NÃO CONSIGO, VOU MORRER DE FOME!"

Esse é normalmente o primeiro argumento quando o jejum intermitente é proposto. Como vimos anteriormente, somos preparados para ficar horas e horas e dias sem comer.

Achamos que temos fome, mas muitas vezes temos apenas *vontade de comer*. Não estamos habituados à sensação de estômago vazio, o que muito facilmente pode ser confundido com fome.

Nos últimos anos, as propostas de regimes alimentares fracionados, com pequenos lanches e refeições de duas em duas ou de três em três horas, desacostumaram-nos de viver com o estômago vazio. Esse hábito alterou o sentido do que é realmente fome ou sede para vontade de comer. Alguns alimentos ou "não alimentos" (os industrializados e cheios de químicos) à disposição são altamente viciantes e nos fazem ter vontade de comer novamente de uma a duas horas após a sua ingestão.

Fique tranquilo! Você não vai morrer por não comer; muito pelo contrário, vai habituar-se logo após alguns jejuns e perceberá que, quanto menos comer, menos fome vai sentir. Se você acredita que este é o seu caso, consulte o capítulo 11 para descobrir como vencer as dificuldades.

"VOU FICAR SEM ENERGIA SE PASSAR MUITO TEMPO SEM COMER"

Muitas pessoas pensam que o jejum as deixará cansadas e sem energia. No entanto, a maioria das pessoas relata um aumento da energia e da vitalidade ao fim de poucos dias de jejum por períodos maiores que 16 horas. Os níveis elevados de adrenalina revitalizam e estimulam seu metabolismo, promovendo também maior gasto calórico.

Passado o impacto inicial, a maior parte das pessoas sente-se com mais vitalidade, energia e concentração.

"FAZ MAL À SAÚDE FICAR MUITAS HORAS SEM COMER"

Todos nós temos ouvido essa frase durante anos. Na verdade, quando estamos em jejum, permitimos que o organismo se dedique a funções de reparação, limpeza, regeneração e metabolismos estruturais, conforme vimos nos capítulos anteriores. Se os alimentos chegarem dentro de uma janela de tempo específica,

o corpo se dedicará, a essa altura, a tarefas como a digestão e a absorção de vitaminas, minerais e aminoácidos, o que permite potencializar tais funções.

"NÃO POSSO FAZER EXERCÍCIOS EM JEJUM"

Não é fácil fazer com que alguém entenda que pode e deve praticar exercícios físicos em jejum. Obviamente, não se trata de correr uma meia-maratona, exercícios de competição ou algum tipo de atividade prolongada por mais de duas horas.

Apesar de a maioria das pessoas estar convencida de que não vai conseguir, são necessários não mais de um ou dois treinos para que o metabolismo se dê conta de que terá de recorrer também à gordura para a obtenção de energia. Comece, portanto, com exercícios menos impactantes e de duração mais curta, aumentando a intensidade gradualmente.

Hoje em dia não há dúvida! O exercício em jejum pode ajudar a perder peso, a manter o cérebro são e os neurônios e fibras musculares biologicamente jovens. Essa prática, adotada por muitos, é excelente para manter a condição física e perder peso, sendo considerada uma "fonte da juventude".

Fazer exercícios em jejum promove maior oxidação da gordura corporal em comparação a esse mesmo mecanismo em indivíduos que praticam exercícios depois de comer.

Apesar de algumas pessoas ainda defenderem que durante a manhã as reservas de glicogênio musculares estão esgotadas, a realidade é que durante a noite gastamos essencialmente as reservas hepáticas de glicogênio, não as musculares.

Praticar exercícios em jejum, especialmente HIIT (treino intermitente de alta intensidade), vai adaptar o seu corpo ao metabolismo da gordura. Para mantermos uma boa composição corporal com

gordura reduzida, é necessário que ela seja utilizada como combustível. Se a maioria das pessoas tem 40 mil calorias de gordura acumuladas no corpo, então por que não utilizá-las?

O exercício físico em jejum permite adaptar esse metabolismo e ensinar o corpo a usar a gordura acumulada.

A taxa de metabolismo basal não é muito afetada durante os primeiros cinco dias de jejum, bem como a capacidade para o exercício.

Siga esse raciocínio muito simples e intuitivo: se comemos, ainda que uma refeição ligeira, e fazemos exercícios logo em seguida, nosso corpo utiliza preferencialmente a energia recém-chegada como combustível. O mais estranho é que sempre nos disseram para comer após a prática de exercícios, especialmente proteínas, a fim de repor massa magra. Fazendo-se as contas entre as calorias ingeridas e as gastas, muitas das vezes o déficit calórico não acontece. Se você pratica exercícios físicos para perder peso sob essas circunstâncias, esqueça, porque não vai conseguir.

Esse aspecto é ressaltado em muitos estudos que abordam o binômio peso/exercício e dão especial atenção ao que se ingere após a atividade física. Para muitos, o mero exercício físico não dá resultado, apesar do gasto calórico. Estudando a realidade, conclui-se que muitas pessoas não conseguem reduzir seu peso tanto quanto gostariam porque compensam a energia despendida durante o exercício comendo mais e pior após o treino. É muito comum também que indivíduos que praticam exercícios físicos três vezes por semana acabem por se convencer de que sua cota de atividade está cumprida, e acabam por se movimentar menos durante os outros dias, eventualmente comendo mais.

Os estudos mostram que o jejum antes do treino aeróbico leva a reduções tanto do peso corporal quanto da gordura, enquanto o grupo de pacientes que se alimenta antes do treino diminuiu apenas seu peso corporal.

Somos biologicamente preparados para nos exercitarmos em jejum. Somos programados para produzir a nossa energia à custa de nossa própria gordura e do ar que respiramos. Ao gerar energia em jejum, é dessa gordura que o organismo se alimenta. Pratique exercícios em jejum e veja a diferença!

Fique sabendo

Para otimizar a perda de peso, você pode treinar em jejum. Muitos estudos descobriram que o treino em jejum é uma ótima maneira de construir massa magra, melhorar a sensibilidade à insulina e perder peso.

> Jejum intermitente associado ao treino intermitente de alta intensidade constitui uma nova abordagem não farmacológica para prevenir e tratar a síndrome metabólica associada a doenças.[15]

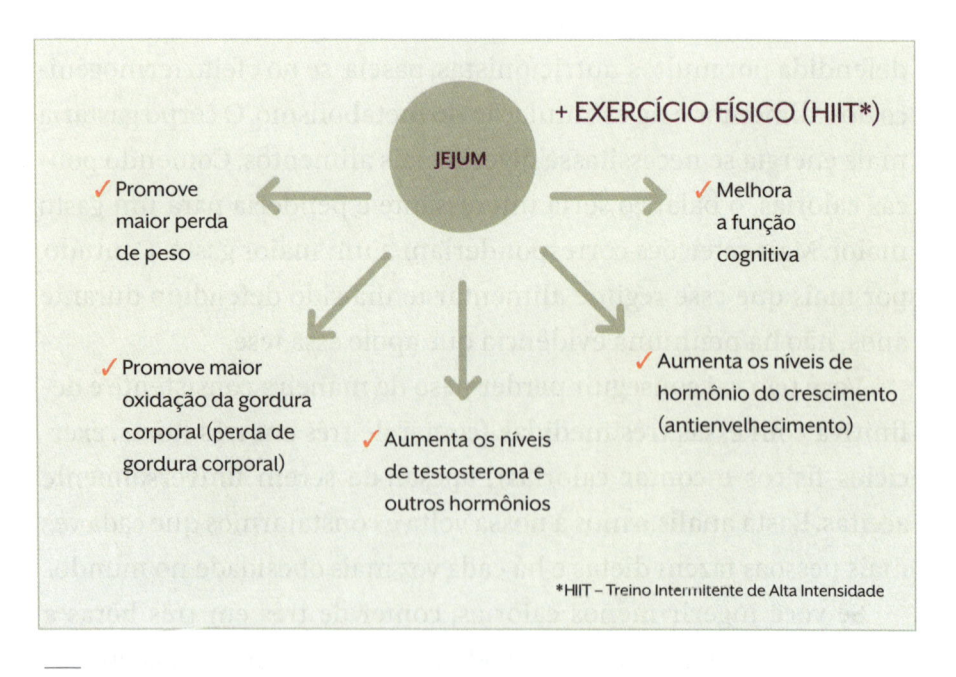

JEJUM + EXERCÍCIO FÍSICO (HIIT*)

- ✓ Promove maior perda de peso
- ✓ Promove maior oxidação da gordura corporal (perda de gordura corporal)
- ✓ Aumenta os níveis de testosterona e outros hormônios
- ✓ Melhora a função cognitiva
- ✓ Aumenta os níveis de hormônio do crescimento (antienvelhecimento)

*HIIT – Treino Intermitente de Alta Intensidade

---

15 Real-Hohn, A. *et al.*, 2018.

"É IMPORTANTE COMER DE TRÊS EM TRÊS HORAS PORQUE ESTIMULA O METABOLISMO"

"Precisamos nos alimentar em refeições pequenas e frequentes para acelerar o metabolismo." Eis outro mito! Esse regime alimentar, tão defendido nos últimos anos, está obsoleto e, infelizmente, não tem qualquer fundamento científico. Publicações e conclusões de trabalhos com pessoas e animais sobre os benefícios de jejuns prolongados são cada vez mais consistentes. Ao mesmo tempo, surgem publicações que defendem que a maior frequência e número de refeições, comidas e *snacks* estão associados a uma maior probabilidade de sobrepeso e obesidade, bem como de volume e adiposidade abdominal.

A maioria dos nutricionistas aconselha a comer de três em três horas, fazer exercícios e contar calorias. Pois bem, essa não é nossa opinião. De acordo com os últimos estudos científicos e com os resultados atingidos por milhares de pessoas que passam pela nossa clínica, podemos assegurar-lhe de que esse não é o caminho certo. A teoria que apoia a alimentação fracionada, e que ainda hoje em dia é defendida por muitos nutricionistas, baseia-se no efeito termogênico dos alimentos e na estimulação do metabolismo. O corpo gastaria mais energia se necessitasse digerir mais alimentos. Comendo poucas calorias, o balanço seria interessante e penderia para um gasto maior. Mais refeições corresponderiam a um maior gasto. Contudo, por mais que esse regime alimentar tenha sido defendido durante anos, não há nenhuma evidência que apoie essa tese.

Você não vai conseguir perder peso de maneira consistente e definitiva com essas três medidas (comer de três em três horas, exercícios físicos e contar calorias), apesar de serem universalmente aceitas. Basta analisarmos à nossa volta e constatarmos que cada vez mais pessoas fazem dietas e há cada vez mais obesidade no mundo.

Se você ingerir menos calorias, comer de três em três horas e aumentar seu gasto calórico, poderá até perder peso, mas apenas

temporariamente. Com o tempo, o seu corpo deixará de reagir, e, mesmo seguindo esse protocolo, você deixará de perder peso e começará a acumular gordura novamente. Afinal, os fatores que estão na base do seu descontrole metabólico e consequente ganho de gordura não foram corrigidos.

Comer duas vezes ao dia e respeitar um jejum de pelo menos 16 horas estimulam o metabolismo e corrigem todos os mecanismos que lhe permitem não engordar.

"O JEJUM PROMOVE A FORMAÇÃO DE GORDURA E A PERDA DE MÚSCULOS"

"Quando o organismo fica muito tempo privado de alimentos, começa a 'perder' músculos usando-os como fonte de energia."

Essa ideia preconcebida não é totalmente verdadeira.

A acumulação de gordura é a maneira como o corpo armazena combustível e energia para usar quando necessitar. Se estamos sempre comendo, não deixamos que esse "depósito" esvazie. A gordura é uma molécula que produz mais energia (9 kcal) do que a proteína (4 kcal). O jejum intermitente permite gastar a gordura acumulada em detrimento da proteína. Temos cerca de 85% de reservas de gordura contra apenas 14-15% de reservas proteicas. Logo, o jejum permite perder gordura e ganhar músculos.

"VOU COMER MAIS SE ESTIVER MUITAS HORAS SEM COMER"

Como temos visto ao longo deste livro, quando ficamos muitas horas sem comer, os valores de insulina e de glicose se estabilizam. O que provoca fome é a queda da glicose por ação da insulina. Quando voltamos a comer, impulsiona-se o ciclo glicose/insulina, que provoca oscilações das concentrações dessas substâncias. O jejum intermitente permite estabilizar os níveis de insulina e glicose, o que

contribui para a estabilização da fome. Até mesmo a vontade de ingerir doces desaparece progressivamente.

Os níveis de grelina e leptina, hormônios responsáveis pela saciedade e apetite (cujos mecanismos foram abordados no capítulo 2), são também estabilizados com a prática do jejum.

Desde os últimos anos, fomos sempre advertidos de que não podíamos ficar muito tempo sem comer. Apesar de a maioria das pessoas fazer várias refeições por dia, os casos de obesidade, diabetes, resistência à insulina e doenças cardiovasculares não param de aumentar. Comer muitas vezes não necessariamente faz com que você coma menos. O que se dá é o contrário: a comida é viciante, há oscilações nas concentrações de glicose no sangue e insiste-se na estimulação de um metabolismo que obtém energia diretamente dos macronutrientes ingeridos minutos antes. Quanto menos comemos, menos fome temos – essa é uma certeza.

"O JEJUM VAI ORIGINAR DEFICIÊNCIAS NUTRICIONAIS E O MEU CORPO COMEÇARÁ A 'DESLIGAR'"

Eis uma mensagem largamente difundida nos últimos anos. O corpo precisa mesmo "desligar" e ocupar-se de outras missões, como a limpeza e os processos de autocura essenciais para manter a saúde. Mas ele não vai parar de funcionar por falta de nutrientes, como sugere essa falácia.

Obviamente, é necessário adotar uma alimentação correta e variada dentro do período em que nos alimentamos, de modo a satisfazer todas as nossas necessidades nutricionais. Comer de duas a três vezes por dia dentro do intervalo permitido é mais do que suficiente para repor todos os nutrientes necessários. Ademais, o jejum contribui para a saúde do intestino, melhorando a absorção dos nutrientes.

"OS NÍVEIS DE AÇÚCAR NO SANGUE DIMINUEM DRASTICAMENTE"

Essa frase é provavelmente a mais ouvida no dia a dia quando o jejum é aconselhado.

"Não consigo", "Não vai rolar comigo", "Nem vou tentar, porque vou ter aquela hipoglicemia incontrolável e que me deixa acabado". Quantas vezes você já pensou essas coisas ao longo da leitura deste livro?

Se é essa a sua situação, o jejum intermitente é ainda mais indicado para você. Hipoglicemias podem simplesmente significar que o seu corpo está "preguiçoso" e não sabe transformar gordura em açúcar. Os processos de gliconeogênese e glicogenólise permitem aportar a glicose de que os órgãos, especialmente o cérebro, o coração e os músculos, necessitam para o seu correto funcionamento. A verdade é que, quando estiver craque nessa rota metabólica, os níveis de açúcar no sangue se manterão estáveis. E, no fundo, não faz falta que ingiramos glicose para mantermos os níveis normais.

Os níveis de açúcar são muito controlados pelo corpo, e há múltiplos mecanismos para mantê-los nos padrões adequados. O açúcar não vai baixar ou subir significativamente se você estiver em jejum ou sem comer.

O mesmo não acontece com a insulina. No jejum intermitente, os níveis de insulina baixam significativamente, por isso conseguimos manter a glicose em níveis normais e melhorar a síndrome de resistência à insulina, como vimos anteriormente.

"SE NÃO COMER, NÃO CONSIGO PENSAR"

Essa também é uma questão muito comum e que também não corresponde à verdade. Muitas pessoas pensam que as células do cérebro só utilizam a glicose para a obtenção de energia. Ouvimos dizer

frequentemente que comer chocolate antes das provas é bom porque alimenta o cérebro. Infeliz ou felizmente, essa teoria também não está correta. O cérebro humano pode usar corpos cetônicos, produzidos quando se metaboliza gordura, como fonte de energia.

As cetonas, além de proporcionarem a energia de que o cérebro necessita, propiciam uma sensação de bem-estar cerebral, maior atenção e concentração.

Essa característica é específica da nossa espécie e provavelmente contribuiu para a sua evolução, porque nos conferiu melhor adaptabilidade quando da escassez de alimentos. E isso indubitavelmente nos diferencia das demais espécies.

"SE EU INGERIR MUITA GORDURA APÓS O JEJUM, MEU COLESTEROL VAI AUMENTAR"

Se o seu colesterol está alto, você deve ingerir mais gordura e reduzir substancialmente açúcares e carboidratos. Em pouco tempo, seus níveis de colesterol estarão reduzidos, ao mesmo tempo que o HDL (conhecido como "bom" colesterol) aumentará beneficamente.

Se, do contrário, você ingerir açúcar, carboidratos ou gorduras trans hidrogenadas, o valor do colesterol total e de triglicerídeos aumentará vertiginosamente, aumentando não apenas a glicemia.

À medida que o fígado se desintoxica e a esteatose hepática diminui, esse órgão fica mais eficaz na sua missão, havendo diminuição do LDL, a lipoproteína de baixa densidade que leva a gordura do resto do corpo para o fígado, e aumento do HDL, que ajuda no percurso inverso, transportando gordura do fígado para o sangue.

7. Como fazer jejum

Há vários esquemas possíveis para jejuar, que podem ir desde 14 horas sem comer até períodos maiores, como o jejum de 24 horas, de 48 horas ou até de mais dias. A frequência dos jejuns também pode variar de acordo com o objetivo pretendido. O importante é que você adote o método que mais se adapte ao seu dia a dia, estilo de vida e preferências. Essa decisão deve levar em conta o impacto que essa prática pode ter sobre sua família.

Idealmente, você deve começar por períodos menores e ir aumentando o tempo de jejum aos poucos, com períodos de 12 a 14 horas sem comer. Conforme for se habituando, poderá estender esses períodos de jejum.

O modo de jejuar que reúne mais adeptos consiste em iniciar o jejum depois de um jantar leve, por volta das 20 horas, e prolongá-lo até as 11-12 horas do dia seguinte. Pela manhã, você pode tomar um café ou chá sem açúcar e finalizar seu jejum às 12 horas com um café da manhã farto ou um almoço.

Existe também a possibilidade de não jantar, fazendo sua última refeição por volta das 16-17 horas, tomando seu café da manhã 14 horas depois, por volta das 8 horas da manhã do dia seguinte. No lugar do jantar, você pode tomar um chá ou um caldo de ossos (apenas no início da prática), de acordo com a lista de alimentos permitidos durante o período de jejum, sobre a qual trataremos mais à frente.

Começar logo de cara com longos períodos de jejum pode tornar mais difícil gerir o que se come no momento de iniciar as refeições. Para quem não está habituado e não passou por um processo gradual, a tendência é comer em demasia e não controlar os tipos de alimentos.

Leve em conta também que, se por um lado jejuns de 24 horas têm um impacto mais positivo na saúde, por outro lado podem criar algum tipo de incompatibilidade familiar, especialmente se você optar por fazê-los aos fins de semana. Normalmente, aproveitamos esses dias de descanso para estar com a família e os amigos.

Se optar pelo jejum de 24 horas, será mais cômodo e prático fazê-lo entre o almoço de domingo e o almoço de segunda-feira.

Antes de iniciar o jejum, convém corrigir a sua alimentação pelo menos uma semana antes. Como explicaremos no capítulo 8, seria muito benéfico que você começasse pelo programa BioReset21D®.

Dentro dos esquemas que apresentamos, é sempre possível escolher o que mais se adapta ao seu dia a dia e aos seus afazeres em períodos diferentes. Você pode pôr em prática, por exemplo, qualquer uma das hipóteses do esquema de iniciantes e no dia seguinte testar uma das hipóteses do avançado ou mesmo do profissional. Ou seja, na mesma semana, optar por diferentes esquemas de acordo com o seu dia.

BÁSICO: JEJUM INTERMITENTE DE 12 HORAS (12-12)

Esse é um esquema que muitas pessoas já fazem, na maioria das vezes sem saber os benefícios que daí advêm. O período da noite que passamos dormindo contribui para que fiquemos muitas horas sem comer. Se jantarmos às 20 horas e tomarmos o café às 8 horas da manhã, por exemplo, já estaremos fazendo inconscientemente um jejum de 12 horas sem nenhum esforço.

Esquemas possíveis de períodos de jejum e de alimentação

			ou		
Super-profissional	48h	Terminar de almoçar às 13h		Terminar de jantar às 19h/20h	1 a 2 vezes no mês
	48h de jejum	Voltar a almoçar 2 dias depois		Voltar a jantar 2 dias depois	
Profissional	24h-0h	Terminar de almoçar às 13h		Terminar de jantar às 19h	1 vez na semana. Pode conciliar com outros esquemas de jejum e qualquer tipo de dieta
	24h de jejum	Jejuar até as 13h do dia seguinte		Jejuar até as 19h do dia seguinte	
Avançado	18h-6h	Terminar de jantar às 20h		Terminar de almoçar às 14h	3 a 7 vezes na semana (diária)
	18h de jejum	Jejum até as 14h do dia seguinte		Jejum até as 8h do dia seguinte	
Intermediário	16h-8h	Terminar de jantar às 20h		Terminar de almoçar às 16h	3 a 7 vezes na semana (diária)
	16h de jejum	Jejum até as 12h do dia seguinte		Jejum até as 8h do dia seguinte	
Iniciante	14h-10h	Terminar de jantar às 20h		Terminar de lanchar às 18h	Diariamente
	14h de jejum	Jejum até as 10h do dia seguinte		Jejum até as 8h do dia seguinte	
Básico	12h-12h	Terminar de jantar às 20h		Terminar de jantar às 19h	Diariamente
	12h de jejum	Jejum até as 8h do dia seguinte		Jejum até as 7h do dia seguinte	

Para qualquer pessoa, é crucial respeitar diariamente um período de 12 horas de jejum, incluindo diabéticos, que devem ter um acompanhamento médico. Como vimos anteriormente, a partir de 12 horas sem comer já se dá conta da redução da concentração de glicose no sangue e da diminuição na produção de insulina. Esse esquema é um bom ponto de partida para que o seu corpo comece a habituar-se gradualmente a jejuns mais prolongados. Se essa já é a sua rotina, então inicie diretamente com jejuns de 14 horas.

INICIANTE: JEJUM INTERMITENTE DE 14 HORAS (14-10)

Nessa hipótese, a proposta é ficar 14 horas sem comer, e a alimentação é permitida apenas dentro de uma janela de dez horas. Aproveitar as horas em que estamos dormindo torna os períodos de jejum mais fáceis de cumprir, pois elas contribuirão com pelo menos seis a oito horas para o jejum. Veja no quadro a seguir o esquema que mais se ajusta à sua realidade. Esse esquema é bastante fácil de aplicar e é compatível com a rotina diária.

» Iniciantes, 14-10, diariamente

	Hipótese A	Hipótese B	Hipótese C	Hipótese D	
0:00					0:00
1:00					1:00
2:00					2:00
3:00					3:00
4:00					4:00
5:00					5:00
6:00					6:00
7:00				Café da manhã	7:00
8:00			Café da manhã		8:00
9:00					9:00
10:00		Café da manhã			10:00
11:00	Café da manhã				11:00
12:00				Almoço	12:00
13:00			Almoço		13:00
14:00					14:00
15:00					15:00
16:00					16:00
17:00		Lanche		Lanche	17:00
18:00	Lanche		Lanche/Jantar		18:00
19:00					19:00
20:00		Jantar			20:00
21:00	Jantar				21:00
22:00					22:00
23:00					23:00

Apesar de não ser a mais fácil de coordenar com as rotinas diárias, a opção de não jantar é a que mais respeita o ciclo circadiano. Na era paleolítica, a comida era escassa, e o homem só se alimentava durante o dia, enquanto havia horas de luz. Somente durante o dia era possível enxergar para caçar e apanhar alguns tubérculos, sementes ou frutos. Estudos mostram que para perder peso é preferível ingerir a refeição mais calórica na primeira metade do dia e a menos calórica na segunda metade. A resposta insulínica, como reação à glicose ingerida, também é muito maior à noite do que pela manhã, para a mesma quantidade de comida ingerida. Se a insulina conduz a um aumento de peso, essa pode ser uma das justificativas para esse impacto mais negativo de comer durante a noite.

INTERMEDIÁRIO: JEJUM INTERMITENTE DE 16 HORAS (16-8)

Esse é um esquema de jejum intermitente com muitos adeptos, e consiste em ficar 16 horas seguidas por dia sem comer. As refeições se dão apenas dentro de uma janela de oito horas do dia. É o mais fácil de cumprir, interfere muito pouco em nossa vida social e familiar e permite manter ou eventualmente perder peso se for combinado a uma dieta *low-carb* ou cetogênica (dedicaremos todo um capítulo a esse respeito).

Há muitas pessoas que têm facilidade de pular o café da manhã, e muitas delas fazem essa refeição um pouco forçadas, simplesmente porque lhes foi inculcado que essa é a principal refeição. E é verdade! A primeira refeição é aquela que interrompe o jejum, como deixa clara sua denominação em inglês (*breakfast*). No entanto, apesar de constituir a refeição principal, não deve ser feita antes do tempo, especialmente se a introduzimos quando ainda não respeitamos o intervalo mínimo de 12 horas sem comer.

É interessante analisar que as pessoas que facilmente pulam o café da manhã, ou que só o tomam vez ou outra, praticamente por imposição da sociedade, são as mais adaptadas ao metabolismo glicêmico, as que desenvolvem menos resistência à insulina, as que têm menos vontade de comer doces e as que controlam melhor o peso.

Outra hipótese que permite respeitar um período de 16 horas sem comer é não jantar, substituindo essa refeição por uma das sugestões da lista "O que comer durante o jejum", que será apresentada no próximo capítulo.

Ingerir água com algumas gotas de limão é uma alternativa muito saciante, tendo em vista que nesse horário do dia normalmente sentimos uma sede que facilmente pode ser confundida com fome. Como os centros da fome e da sede estão em zonas do cérebro muito próximas, é comum confundirmos essas duas sensações.

Assim, o período entre as 9 e as 17 horas ou entre as 10 e as 18 horas corresponderia à parte do dia em que se pode alimentar, permitindo que se tome o café da manhã, o almoço e um pequeno lanche cedo. O quadro seguinte ilustra algumas possibilidades.

» Intermediário, 16-8, 3 a 7 vezes na semana (diário)

Horário	Hipótese A	Hipótese B	Hipótese C	Hipótese D	Horário
0:00					0:00
1:00					1:00
2:00					2:00
3:00					3:00
4:00					4:00
5:00					5:00
6:00					6:00
7:00					7:00
8:00					8:00
9:00					9:00
10:00				Café da manhã	10:00
11:00			Café da manhã		11:00
12:00		Café da manhã/ Almoço			12:00
13:00	Almoço			Almoço	13:00
14:00			Almoço		14:00
15:00					15:00
16:00					16:00
17:00		Lanche			17:00
18:00	Lanche			Lanche	18:00
19:00			Lanche/Jantar		19:00
20:00		Jantar			20:00
21:00	Jantar				21:00
22:00					22:00
23:00					23:00

AVANÇADO: JEJUM INTERMITENTE DE 18 HORAS (18-6)

O 18-6 é o esquema mais conhecido e que reúne mais adeptos.

Normalmente, pula-se o café da manhã ou o jantar. É possível manter esse padrão diariamente e/ou intercalá-lo com os outros esquemas.

» **Avançado 18-6, 3 a 7 vezes na semana (diário)**

Hora				Hora
0:00				0:00
1:00				1:00
2:00				2:00
3:00				3:00
4:00				4:00
5:00				5:00
6:00				6:00
7:00				7:00
8:00				Café da manhã	8:00
9:00					9:00
10:00			Café da manhã		10:00
11:00					11:00
12:00		Almoço		Almoço	12:00
13:00			Almoço		13:00
14:00	Almoço			Lanche	14:00
15:00					15:00
16:00		Lanche	Lanche		16:00
17:00					17:00
18:00	Lanche	Jantar			18:00
19:00					19:00
20:00	Jantar				20:00
21:00					21:00
22:00					22:00
23:00					23:00

PROFISSIONAL: JEJUM INTERMITENTE DE 24 HORAS

Esse é também um esquema muito aceito. Consiste em não comer durante 24 horas. Você pode fazê-lo de uma a duas vezes na semana, ou algumas vezes no mês. É muito proveitoso também complementá-lo com os outros regimes diários de jejum intermitente.

Ficar 24 horas sem comer traz benefícios adicionais à medida que se inicia o processo de autofagia e de liberação de cetonas cujo impacto na saúde é enorme, como vimos anteriormente.

A questão principal é sempre a escolha do dia em que não comeremos. Muitas pessoas optam, por exemplo, por jantar no sábado e só voltar a comer no jantar do domingo, completando, assim, 24 horas de jejum. É comum que durmamos até tarde aos domingos, e esse hábito facilita ainda mais o jejum nesse dia. Como alternativa, você pode tomar um café da manhã reforçado no domingo de manhã, entre 11-12 horas, e só voltar a comer na segunda-feira por volta dessa mesma hora, ou mesmo almoçar e só voltar a comer na hora do almoço do dia seguinte.

O domingo é um excelente dia para adotar esse esquema. Não é difícil! Você almoça bem, toma um chá ou um caldo de ossos à noite e depois só almoça na segunda-feira.

Pode ser difícil começar com 24 horas. Por isso, mais uma vez, nosso conselho é que inicie com períodos mais breves, entre as 14 e as 18 horas, introduzindo-os mais vezes na semana para que possa ter uma melhor adaptação a esse modo de vida.

» Profissional, 24h, 1 vez na semana

Pode conciliar-se com outros esquemas de jejum e qualquer tipo de dieta.

Jejum em dias alternados	Jejum 24h. Do almoço do dia anterior. Só almoçar ou tomar CF e só tomar CF no dia seguinte.	Ad libitum*	Jejum 24h. Do almoço do dia anterior. Só almoçar ou tomar CF e só tomar CF no dia seguinte.	Ad libitum	Jejum 24h. Do almoço do dia anterior. Só almoçar ou tomar CF e só tomar CF no dia seguinte.	Ad libitum	Ad libitum	Ad libitum
Jejum 2 vezes na semana	Jejum 24h. Do almoço do dia anterior. Só almoçar ou tomar CF e só tomar CF no dia seguinte.	Ad libitum	Ad libitum	Ad libitum	Jejum 24h. Do almoço do dia anterior. Só almoçar ou tomar CF e só tomar CF no dia seguinte.	Ad libitum	Ad libitum	Ad libitum
Jejum 1 vez na semana	Jejum 24h. Do almoço do dia anterior. Só almoçar ou tomar CF e só tomar CF no dia seguinte.	Ad libitum	Ad libitum	Ad libitum	Ad libitum	Ad libitum	Ad libitum	Ad libitum

* CF: café da manhã.

* *Ad libitum* é uma expressão latina que significa "à vontade", "ao bel-prazer", frequentemente abreviada para *ad lib*.

SUPERPROFISSIONAL: JEJUM INTERMITENTE DE 48 HORAS

Os jejuns prolongados trazem muitos benefícios. A autofagia aumenta, ocorre regeneração do sistema imunológico e a eliminação da resposta inflamatória. Pessoas com doenças crônicas, especialmente as autoimunes ou degenerativas, deveriam adotar esse hábito, pois lhes permitiria reeducar o sistema imunológico e eliminar alérgenos, haptenos e outros resíduos tóxicos que podem constituir antígenos e que se relacionam a respostas imunitárias desequilibradas. Dois dias sem comer ativam a limpeza celular e reorganizam o sistema imunológico.

Apesar de jejuns prolongados serem também excelentes para tratar o diabetes de tipo 2, é necessário e obrigatório o acompanhamento médico, no sentido de ajustar a dose terapêutica dos hipoglicemiantes prescritos a esses doentes. O risco de hipoglicemia durante jejuns prolongados é grande caso continuem a tomar os mesmos medicamentos para o diabetes. Isso também vale para pessoas hipertensas medicadas, que devem monitorar a pressão arterial e ir corrigindo as doses com a ajuda do médico, uma vez que é esperado que a pressão comece a normalizar. A manutenção do consumo de hipotensores pode levar a quedas de pressão. Entretanto, muitos doentes conseguem manter suas glicemias e pressão arterial controladas mesmo sem medicamentos.

Pessoas saudáveis e que não tomam qualquer tipo de medicamento não têm nenhum problema com as concentrações de açúcar ou com quedas de pressão arterial. Esse período sem comer ativa os processos de autofagia e de limpeza intracelular, minimizando danos de DNA e o aparecimento de doenças no futuro.

O jejum intermitente oferece uma solução única e, por si só, é capaz de reverter uma série de doenças, como o diabetes, a obesidade, a síndrome metabólica e doenças autoimunes, constituindo ainda um coadjuvante em doenças oncológicas. Você pode fazer jejum

quando, onde e como preferir. Pode pular refeições aleatoriamente, desde que respeite os períodos seguidos de jejum, que é uma prática moldável e adaptável ao dia a dia, tanto que é possível combinar ao longo do mês os diferentes esquemas de jejum anteriormente apresentados, de acordo com a sua rotina – ou com a falta dela!

O mais surpreendente é que, ao fim de pouco tempo, você deixará de sentir fome e não terá a necessidade de comer várias vezes por dia. Já não sentirá fome, ou melhor, não sentirá vontade de comer simplesmente porque "já deu a hora".

JEJUM 5/2

Esse esquema alterna dias em que se pratica uma espécie de jejum com dias de alimentação normal. Assim, adote durante cinco dias na semana uma alimentação *low-carb*/paleolítica, por exemplo, e durante dois dias faça um regime com pouquíssimas calorias. Normalmente, nesses dias recomenda-se a ingestão de cerca de 500 calorias para as mulheres e 600 calorias para os homens, o que pode corresponder a uma sopa, ovos, uma salada e alguma gordura.

O médico inglês Michael Mosley foi quem idealizou esse esquema de jejum. Dessa forma, introduzindo essas diferentes escolhas alimentares em dias alternados, é possível vencer as dificuldades que surgem em pessoas que não conseguem seguir um tipo de jejum ou uma dieta *low-carb*.

8. O que comer

A preparação para o seu primeiro jejum é importante e viabiliza os bons resultados e a adesão ao regime. Para isso, sugerimos que você passe a evitar o açúcar e prepare o seu corpo, limpando-o, regenerando-o e reparando órgãos e sistemas fisiológicos.

A maneira como comemos é indiscutivelmente o fator mais importante, passível de ser controlado por nós e que atua diretamente no processo do envelhecimento saudável, na longevidade e na prevenção ativa de doenças.

De acordo com um estudo recente, publicado em 2015 e conduzido por uma equipe de pesquisadores liderada por Daniel Belsky, da Duke University, em Durham, EUA, depois de analisados 954 jovens com cerca de 38 anos, foram constatadas alterações relativas à idade biológica. Um grupo apresentava parâmetros que correspondiam a uma idade inferior, cerca de 30 anos, enquanto outro grupo apresentava uma idade biológica que beirava os 60 anos. Muitos jovens, portanto, apresentavam uma curva de envelhecimento de órgãos e sistemas maior do que seria o esperado para sua idade. Essa é uma realidade que vemos muito frequentemente.

Pessoas mais novas podem apresentar maior idade biológica (idade dos órgãos), assim como o inverso também pode ocorrer. Essa investigação abrirá as portas para um melhor entendimento do que ocorre metabolicamente em indivíduos que chegam aos 60 anos saudáveis enquanto outros envelhecem precocemente.

A alimentação e o modo como vivemos atuam diretamente na expressão dos nossos genes, fazendo com que se silenciem os genes responsáveis pelo aparecimento de inúmeras doenças e se expressem os genes protetores.

8.1. PREPARAÇÃO PARA O JEJUM INTERMITENTE

O programa BioReset21D®, apresentado no meu livro *Jovem e saudável em 21 dias*, constitui uma excelente preparação que deve ter início antes de seu primeiro jejum. Se você não tiver acesso ao livro, não se preocupe, porque mesmo assim poderá perfeitamente iniciar os seus jejuns. Reduza ou tente eliminar, na semana anterior, açúcares e carboidratos de rápida absorção, como farinhas brancas, massas e pão branco. Essa redução de açúcar e carboidratos vai preparar o seu corpo para que você não sinta os efeitos indesejados dos jejuns mais prolongados.

Caso tenha ficado curioso, o BioReset21D® é um programa dividido em três fases: sete dias de limpeza, sete dias de reparação e sete dias de regeneração. Durante o programa, são apresentadas novas regras alimentares distintas para cada fase, assim como a indicação dos suplementos apropriados, no sentido de abranger as necessidades específicas de cada pessoa. Essas necessidades são avaliadas e definidas de acordo com a interpretação do resultado de questionários que devem ser respondidos obrigatoriamente na fase pré-programa e que constam no livro. Para além das questões alimentares e micronutricionais, o programa inclui diversas práticas diárias aconselhadas, como a meditação, banhos secos e enemas de café, entre muitas outras. O *reset* do organismo permite reeducar o sistema imunológico, prevenir e reverter doenças.

8.2. O QUE COMER DURANTE O PERÍODO DO JEJUM

Obviamente, não é possível comer durante o período de jejum. No entanto, durante essa parte do dia são permitidas algumas bebidas, como água, café, chás, águas aromatizadas e caldos de ossos.

» Água

Durante o jejum, você deve ingerir muita, mas muita água mesmo, de dois a três litros por dia. Essa quantidade de líquido o manterá hidratado e, ao mesmo tempo, tem um efeito saciante e desintoxicante. Para quem não gosta muito de beber água, é possível adicionar alguns ingredientes a fim de saborizá-la, especialmente ervas aromáticas.

Você pode beber água quente, morna, com ou sem gás. Dê preferência a águas purificadas e tenha sempre uma garrafa à mão. Escolher uma água de qualidade não é tarefa fácil. Se por um lado as águas engarrafadas têm, em geral, um sabor melhor, são puras e isentas de microrganismos, por outro lado muitas delas são ácidas ou apresentam uma concentração demasiada de sódio. Lembre-se, os povos com maior longevidade e que se mantêm saudáveis são os que vivem em zonas do planeta cujas águas são muito mineralizadas e alcalinas.

Ao escolher sua água, preste atenção aos seguintes pontos:

- ✓ Dê preferência à água tratada por ionizadores domésticos.
- ✓ Se optar por comprar água, ela deve ser engarrafada em recipiente de vidro.
- ✓ Sua água deve ser livre de contaminações químicas e biológicas.
- ✓ Sua água deve ser purificada, ionizada e antioxidante.
- ✓ Sua água deve ser alcalina, com pH acima de 7,3.
- ✓ Sua água deve ser rica em minerais, de forma equilibrada.

É permitido acrescentar à água	É proibido acrescentar à água
✓ Limão ou lima	
✓ Canela	
✓ Rodelas de pepino	✗ Açúcares
✓ Frutas vermelhas	✗ Adoçantes (edulcorantes)
✓ Hortelã	✗ Sabores artificiais
✓ Vinagre de maçã	✗ Mel
✓ Sal do Himalaia, flor de sal ou sal de Guérande	

» **Café**

É permitido beber café durante o período de jejum! Você pode optar por café normal ou descafeinado. A quantidade máxima de cafeína aconselhada é de cerca de 400 mg por dia, o que corresponde a dois cafés expressos.

Tomar um café em jejum aumentará sua vitalidade, além de ser uma boa fonte de antioxidantes. Se não tolerar o café, opte por chás (o verde, por exemplo) ou águas aromatizadas.

Pode adicionar ao café e ao chá outro alimento que conste da tabela da página 124.

O que posso adicionar ao café?

O mais comum é tomar café puro. No entanto, você pode adicionar óleo de coco ou uma colher de chá de creme de coco ou de amêndoa. Ainda que tecnicamente esses cremes e óleo não permitam um verdadeiro jejum, ajudam a que as pessoas adiram a ele. As calorias presentes em uma colher dessas gorduras são ínfimas, o que não faz uma diferença significativa no jejum. Todavia, é expressamente proibido adicionar edulcorantes, açúcar, mel e outros tipos de açúcar.

Como fazer "café turbinado"?
Fazer um "café turbinado" consiste em adicionar ao café uma colher de sopa de óleo de coco ou óleo MTC (composto por triglicerídeos de cadeia média) e bater com um *mixer*, de modo a criar um pouco de espuma e volume. É possível também adicionar uma colher de chá de manteiga ghee. Além de altamente saciante, o "turbinado" não tem grande impacto no jejum e permite que você fique muitas horas sem comer graças ao poder da pequena quantidade de gordura ingerida.

Não se preocupe, o turbinado não fica enjoativo. Surpreendentemente, a junção desses ingredientes bem batidos faz lembrar um cappuccino. Se você quiser, pode até adicionar um pouco de canela por cima.

» **Chás**
É permitido beber todo tipo de chás e infusões de ervas durante o período de jejum. Escolha o chá de acordo com a sua preferência, mas leve também em conta a ação terapêutica das ervas selecionadas. Atenção: é muito importante que o chá seja biológico e provenha de plantações isentas de substâncias químicas.

O que posso adicionar aos chás?
Tal como ao café, você pode adicionar óleo de coco ou uma colher de chá de creme de coco ou de amêndoa. Veja todas as possibilidades no quadro a seguir.

É permitido acrescentar ao chá ou café	É proibido acrescentar ao chá ou café
✓ Óleo de coco ✓ Óleo MTC (triglicerídeos de cadeia média) ✓ Manteiga ghee ✓ Canela ✓ Noz-moscada ✓ Creme de coco ou amêndoa (apenas uma colher de chá)	✗ Açúcares (cana, coco, entre outros) ✗ Mel ✗ Geleias ✗ Adoçantes e edulcorantes naturais ou artificiais ✗ Produtos lácteos

E o chá verde?

O chá verde é rico em polifenóis, principalmente catequinas, em especial a EGCG (epigalocatequina-3-galato), potente antioxidante relacionado a inúmeras propriedades benéficas para a saúde. Essa substância também tem a capacidade de bloquear o armazenamento de carboidratos nas células adiposas e de provocar apoptose (morte) dos adipócitos. Se você tomar chá verde antes do treino, ele poderá atuar de forma sinérgica na decomposição da gordura acumulada. Associa-se chá verde ao jejum para potencializar o efeito de lipólise (destruição da gordura).

A quantidade recomendada, com ação lipolítica, é de cerca de 320 mg/dia, o equivalente a três ou quatro xícaras por dia.

Se for sensível ao chá verde, você poderá optar pela versão descafeinada. Compre um chá verde descafeinado por meio de processo natural de descafeinação, mais saudável, denominado efervescência. Esse processo não utiliza produtos químicos, baseando-se no processo natural utilizando água com dióxido de carbono (CO_2).

Como alternativa, é possível preparar o chá em duas águas diferentes, descartando a primeira infusão e utilizando a segunda, já

com menor teor de cafeína. A cafeína dissolve-se mais rapidamente; assim, após trinta segundos, uma importante quantidade de cafeína ficará na primeira água, que será jogada fora. A sua infusão, portanto, a segunda água, retém as catequinas do chá verde, princípio ativo com as propriedades que nos interessam.

» **Caldo de ossos**
É também possível introduzir o caldo de ossos na parte do dia em que estiver em jejum, apesar de não ser um verdadeiro jejum. Contudo, esse caldo influencia muito pouco os jejuns mais prolongados e ainda nos permite passar 24 horas ou mais sem comer com vitalidade e sem sentir fome. Introduza-o nos seus primeiros jejuns e apenas quando fizer jejuns superiores a 24 horas, porque esse alimento é altamente saciante. Adicione um pouco de sal do Himalaia ou flor de sal ao caldo de ossos, uma vez que nos jejuns mais prolongados pode haver um déficit relativo de sais.

Para preparar um bom caldo de ossos, você vai precisar de duas coisas: ossos de animais criados de forma biológica e tempo, pois o caldo demora de oito a doze horas para ficar pronto.

Esse caldo, considerado por muitos um "elixir da juventude", é altamente nutritivo e fornece quase todos os minerais, vitaminas A, K2, uma pequena quantidade de proteínas, colágeno, glicoaminoglicanos (glucosamina e condroitina, com uma ação muito benéfica nas articulações e ligamentos), aminoácidos (glicina e prolina) e gorduras saudáveis.

O caldo de ossos tem efeitos anti-inflamatórios, é bom para a pele, ossos e articulações e é especialmente aconselhado para restaurar mucosas, com destaque para a mucosa intestinal. Em suma, o caldo é bom para quase tudo!

Prefira ossos de vaca e galinha criadas de forma biológica. As partes com mais cartilagem e tutano são as melhores, como joelhos,

ossos maiores e cartilagens maiores com mais tecido conjuntivo, por exemplo.

É permitido acrescentar ao caldo de ossos	É proibido acrescentar ao caldo de ossos
✓ Qualquer verdura que cresça para cima da terra ✓ Cebola ou chalota ✓ Alho ou alho-poró ✓ Aipo ✓ Ervas frescas (coentro, salsa) ✓ Ossos de animais criados de forma biológica ✓ Sal do Himalaia ✓ Pimenta ✓ Vinagre de maçã	✗ Tubérculos ✗ Caldos de ossos comprados ✗ Batatas ✗ Cenoura ✗ Abóbora ✗ Nabo ✗ Beterraba

Como preparar o caldo de ossos
Coloque os ossos para cozinhar, de preferência numa panela elétrica, em baixa temperatura (50°C a 60°C) durante 12 horas. Adicione alho-poró, cebola, salsa, aipo, flor de sal e pimenta. É fundamental acrescentar também uma boa quantidade de vinagre de maçã, para ajudar a liberar o tutano dos ossos. Coe o caldo, deixe esfriar e retire apenas a parte mais superficial da gordura coagulada que se forma em cima.

Se quiser deixar o caldo ainda mais saboroso, você pode colocar os ossos numa bandeja e levar ao forno por cerca de uma hora. Em seguida, coloque-os em uma panela de cozimento lento ou em uma panela normal.

Uma vez pronto, você pode conservar o caldo na geladeira. A melhor solução é congelá-lo em porções individuais, em pequenos recipientes de vidro, para poder consumir sempre que desejar. Fica ótimo se você adicionar uma rodela de limão, um pouco de gengibre e uma pitada de pimenta-caiena.

» **Alimentos permitidos durante o período de jejum**

- ✓ Água simples ou aromatizada.
- ✓ Chá ou infusão.
- ✓ Café ou café descafeinado (não pode ser mistura de cereais).
- ✓ Caldo de ossos.
- ✓ Óleo de coco.
- ✓ Óleo de abacate e outros óleos de origem vegetal.
- ✓ Manteiga ghee.
- ✓ Óleo MTC.
- ✓ Especiarias (canela, açafrão, pimenta-preta, entre outras).
- ✓ Gengibre.
- ✓ Caldo de legumes (água da cozedura).
- ✓ Café ou chá "turbinados" (150 ml de líquido + 1 colher de sopa rasa de óleo de coco ou de óleo MTC + 1 colher de chá rasa de ghee).
- ✓ Sal do Himalaia ou flor de sal.

8.3. O QUE COMER DURANTE O PERÍODO DE ALIMENTAÇÃO

Eis algumas dicas sobre como você deve se alimentar se quiser tirar bom proveito dos benefícios do jejum intermitente.

A sua alimentação deve ser rica em gorduras saudáveis, que, além de fornecerem a energia necessária, vão mantê-lo saciado por mais tempo, diferentemente dos carboidratos e açúcares refinados, que após meia hora já nos deixam com fome novamente.

» 12 regras fundamentais sobre o que comer para se manter saudável

1. Consuma pouca quantidade de proteína, mas o suficiente. Aconselhamos pequenas quantidades de acordo com o seu peso, de 0,68 a 0,79 g de proteína por quilo. Se você pesar 60 quilos, por exemplo, ingerir cerca de 47 g de proteína é o suficiente. Se praticar atividades físicas mais intensas, pode chegar a 1 g por quilo de peso. Essa dose corresponde a meio bife ou um pouco de peixe. Consuma uma dose por dia e alterne entre carne, peixe e proteína vegetal.

A proteína da carne não deve ser consumida mais do que quatro vezes na semana. Se o seu grupo sanguíneo for A, B ou AB, reduza para duas vezes na semana.

Quanto ao peixe, você deve introduzir peixes gordos nos dias em que não comer carne vermelha. Crustáceos e moluscos também são excelentes opções por serem ricos em vitaminas do complexo B. Muita atenção à escolha dos peixes: devem ser de água salgada e tão isentos quanto possível de mercúrio. Peixes grandes, como o peixe-espada e o atum, têm maior contaminação de mercúrio por estarem no fim da cadeia alimentar e o mercúrio ser cumulativo.[16]

2. Elimine ou coma muito raramente as gorduras más, açúcares e todos os alimentos do grupo 6 (ver quadro mais à frente). Não se engane no que diz respeito às gorduras. Sua dieta deve ser rica em gorduras saudáveis e isenta de gorduras más, como frituras, gorduras

---

16 Cabe aqui uma consideração importante: apesar de acreditar que as dietas paleolíticas trazem muitos benefícios à saúde, no sentido de que os nossos antepassados comiam de modo a respeitar a genética, constatamos que muitos seguidores desse regime comem carne em demasia. Na era do paleolítico, não se comia carne todos os dias. Já falamos dos povos com a maior longevidade e verificamos que estes ingerem pouca carne. Enquanto a carne constitui cerca de 29% da alimentação dos norte-americanos, nos povos com maior longevidade ela constitui apenas 3% da totalidade dos nutrientes ingeridos.

trans e hidrogenadas. Inclua apenas o açúcar natural das frutas e dos legumes e vegetais.

3. Elimine completamente o açúcar branco refinado.

4. Cereais: elimine farinhas com glúten e limite os cereais sem glúten, como o arroz, o milho e a aveia.

5. Inclua grandes quantidades de vegetais e legumes. Sua alimentação deve ser o mais vegetariana possível, incluindo azeite, sementes, frutos secos, abacate e outros alimentos ricos nas gorduras saudáveis constantes da lista que você conhecerá no capítulo seguinte.

6. Suplemente-se. A questão da suplementação suscita alguma polêmica. Muitas pessoas da área da saúde ainda defendem que a alimentação consegue aportar todos os nutrientes dos quais necessitamos. Infelizmente, isso não é verdade. Por mais que comamos bem, não é possível suprir todas as nossas necessidades micronutricionais somente por meio da alimentação.

A densidade nutricional dos alimentos não é a mesma, por várias razões relacionadas à qualidade dos solos, à cultura fora de época e ao uso de pesticidas e herbicidas que retiram os fitoquímicos[17] das espécies. A maioria da população apresenta déficits nutricionais.

Sem nutrientes, nosso corpo não consegue levar a cabo todas as reações metabólicas necessárias para mantermos o equilíbrio, e o sistema imunológico fica prejudicado. É como se os "soldados" que atuam na defesa do nosso corpo não dispusessem de rações, munições, equipamentos e outros instrumentos para combater e eliminar bactérias, fungos e vírus acumulados responsáveis por um sem-número de doenças.

---

17 Fitoquímicos são substâncias protetoras presentes nos alimentos de origem vegetal que atuam como pigmentos, sendo responsáveis pela cor e proteção das espécies.

É essencial uma reposição alimentar sob a forma de suplementos de ômega 3, vitaminas, minerais e probióticos.

7. Consuma uma grande variedade de alimentos, de várias cores e tipos e o mais orgânicos possível. Coma comida de verdade! Prefira alimentos ancestrais obtidos de forma natural, simples e isenta de químicos.

8. Além de introduzir diariamente os seus jejuns, no período dedicado à alimentação, faça apenas duas refeições e coma um pequeno *snack*.

9. Respeite os períodos de jejum.

10. Inclua o BioReset21D® pelo menos 2 vezes no ano e faça algumas vezes a dieta que imita o jejum, por 5 dias, como veremos nos capítulos seguintes.

11. Beba ao menos 1,5 litro de água por dia. A hidratação é fundamental. Apesar de parecer uma informação repetitiva, já que ouvimos isso o tempo todo, parece que essa mensagem não consegue chegar às pessoas. Há sempre uma desculpa, o esquecimento, na maioria das vezes. Siga este conselho: escolha três momentos no dia e beba três copos de água seguidos.

12. Cozinhe convenientemente os alimentos. Não use temperaturas elevadas, introduza os legumes crus ou cozidos no vapor e respeite as temperaturas de ebulição das gorduras para que elas não oxidem. Assim, você pode aproveitar todos os benefícios. Escrevi detalhadamente sobre esse tema no meu livro *O segredo para se manter jovem e saudável*.

O quadro a seguir apresenta os alimentos divididos em seis grupos e catalogados de acordo com a periodicidade com que devem ser ingeridos.

GRUPOS	ALIMENTOS	PERIODICIDADE
GRUPO 1	Todos os vegetais (incluindo os fermentáveis), legumes e água. Alimentos fermentados (chucrute, kombucha, missô).	3 a 5 porções, no mínimo 800 mg/dia.
GRUPO 2	Frutas (máximo 2 pedaços/dia), frutas vermelhas e bagas, sementes, frutos secos, azeite de primeira prensado a frio, óleo de coco, outras gorduras saudáveis, algas, especiarias, ervas aromáticas, chá verde, cogumelos, superalimentos (canela, cacau, gengibre, bagas de goji, sementes, açafrão, clorela, entre outros).	Consumo diário obrigatório.
GRUPO 3	Ovos, peixes gordos, cacau, caldo de ossos.	Consumo diário de pelo menos 1 alimento do grupo.
GRUPO 4	Carnes, mariscos e peixes (preferência por peixes selvagens, em vez dos peixes de aquacultura), vinho tinto, cereais integrais sem glúten, leguminosas, queijos de ovelha e cabra (leite cru), queijos gordos.	Consumo máximo de 4 vezes/semana.
GRUPO 5	Produtos lácteos, iogurtes fermentados (de preferência leites não pasteurizados e gordos).	Consumo limitado em quantidade e apenas 1 vez/semana.
GRUPO 6	Aditivos alimentares, ingredientes artificiais, processados, farinhas, glúten, frituras, bolos, óleos, margarinas, charcutaria, defumados, açúcar refinado e artificial, produtos lácteos pasteurizados, refrigerantes, cereais açucarados, pão industrial, alimentos pré-cozidos, industrializados, conservantes, gorduras hidrogenadas trans comuns, bebidas alcoólicas destiladas. Neste grupo estão também incluídos os alimentos que constituem seus gatilhos pessoais, ou seja, que lhe desencadeiam sintomas.	Consumo limitado em quantidade. Máximo 1 vez/mês, reduzir o máximo que conseguir ou mesmo eliminar.

8.4. A SAÍDA DO JEJUM

A refeição que quebra o jejum é determinante para o sucesso dessa prática. Quando não se come convenientemente na primeira refeição após longos períodos de abstinência, o jejum tende a não apresentar resultados tão eficazes.

A essa altura, estamos com fome, e se não houver controle, podemos comer muito mais do que o necessário.

Assim, preste muita atenção ao que come nessa refeição. Introduza bastante gordura saudável, por ser altamente saciante, alguma proteína, muitos legumes e reduza ou elimine os carboidratos. Essa refeição deve ser abundante e aportar todos os nutrientes.

Independentemente de qual for sua primeira refeição, seja ela café da manhã ou almoço, você deve ter especial atenção aos carboidratos, que devem ser reduzidos nessa fase, podendo ser incluídos na segunda refeição após o período de jejum (lanche ou jantar). Se incluir açúcar nessa fase, você terá um pico de insulina que baixará rapidamente a glicose e poderá provocar-lhe ainda mais fome.

Entretanto, se incluir gordura e alguma proteína, seu corpo continuará a insistir na rota metabólica da gordura, prolongando assim o efeito do jejum. Logo, sua primeira refeição deve ser cetogênica ou *low-carb*.

8.5. COMO POTENCIALIZAR A PERDA DE PESO

Emagrecer e obter saúde e energia dependem ainda de dois outros fatores:

- ✓ O que você come na janela das oito horas em que deve se alimentar.
- ✓ A densidade nutricional dos alimentos escolhidos.

Estudo de caso

Fátima tem 48 anos e foi engordando aos poucos. Chegou à consulta com 98 kg e muito desanimada, pois já experimentara as mais variadas dietas sem sucesso. Recuperava todo o peso perdido rapidamente.

"Quando fui ver a dra. Alexandra, achava que aquela fosse minha última tentativa, e estava quase conformada de que seria gorda, com todas as consequências que isso acarreta, para o resto da minha vida.

Obrigada pela ajuda! Nunca me esquecerei. Passado todo esse tempo, continuo a perder peso e sinto que esse vai ser o meu caminho no futuro, porque não é mais uma dieta, e sim um modo de vida."

Fátima iniciou o programa com a equipe da clínica, tendo como base as instruções que veremos mais à frente. Estes foram os resultados obtidos após seis meses.

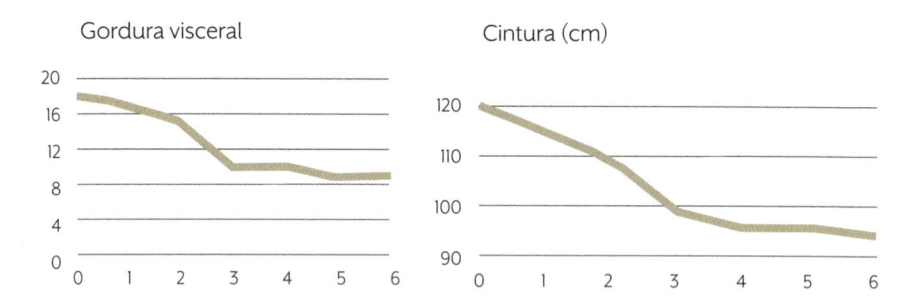

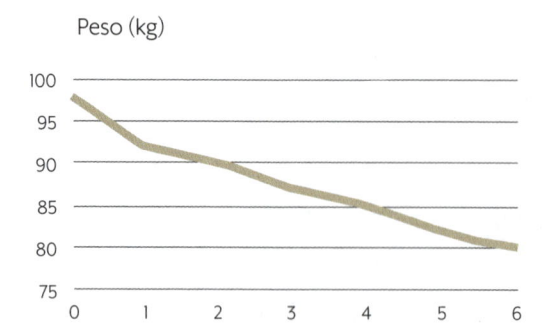

Resumidamente, se a sua intenção for perder peso de maneira duradoura e saudável, siga estas instruções:

- ✓ Faça jejum entre 16 e 18 horas diárias.
- ✓ Opte pelos alimentos dos grupos 1 a 3.
- ✓ Aumente a quantidade de gorduras naturais e proteínas.
- ✓ Pratique exercícios físicos.
- ✓ Se necessário, inclua uma dieta cetogênica.
- ✓ Siga o esquema que mais se adequa ao seu caso, conforme explicaremos no capítulo 12.

» Esquema para perder peso

- ✓ Beba de três a quatro xícaras de chá verde todos os dias, sendo uma delas antes de se exercitar, logo ao acordar e em jejum.
- ✓ Tome uma medida de BCAA após o exercício (ver página 135).
- ✓ Opte pela alimentação cetogênica nessa refeição, com grande quantidade de gorduras (80% a 90%), proteínas (10% a 15%) e apenas 5% de carboidratos. Consulte as receitas cetogênicas.
- ✓ Para o lanche: um pedaço de fruta + sementes, oleaginosas ou pão cetogênico.
- ✓ Para o jantar: que seja de preferência sem carne nem ovos.
- ✓ Jejum de 16 a 18 horas.
- ✓ Mexa-se vigorosamente até transpirar por ao menos vinte minutos todos os dias e em jejum.

8.6. SUPLEMENTOS IMPORTANTES PARA QUEM FAZ JEJUM INTERMITENTE

A alimentação mudou a nossa vida e a nossa saúde. Milhares de pessoas em todo o mundo reverteram doenças e se curaram simplesmente alterando a maneira como comem.

Podemos potencializar o efeito de um regime alimentar inteligente por meio da reposição de déficits micronutricionais e/ou da inclusão de substâncias naturais que permitam otimizar alguns metabolismos, como a oxidação de gorduras, o metabolismo do açúcar ou das proteínas.

» Ácido alfalipoico

É um antioxidante muito eficaz na redução da resistência periférica à insulina, do desgaste e da oxidação. Além disso, a suplementação com 300 a 600 mg por dia de AAL permite reduzir os níveis de insulina e diminuir a acumulação de calorias sob a forma de gordura.

» Glutamina

É o aminoácido associado aos músculos. Sua inclusão é importante à medida que aumenta a resistência aos treinos e a força. A glutamina, além de interferir no metabolismo proteico, é o aminoácido por excelência que mantém a permeabilidade intestinal correta e a proteção do sistema imunológico. O nosso intestino absorve diretamente a glutamina, produzindo imunoglobulina A. Ela deve ser ingerida em jejum ou após o treino, mas é proibida para doentes oncológicos.

» BCAA – Aminoácidos de cadeia ramificada

Os BCAA são três aminoácidos de cadeia ramificada: a leucina, a isoleucina e a valina. Nosso corpo é incapaz de produzi-las.

Esses aminoácidos de cadeia ramificada estão implicados na construção de massa magra. Muitas vezes, sugere-se suplementação com esses aminoácidos a fim de garantir a quantidade de proteína necessária.

- » **EGCG – Epigalocatequina-3-galato**

A epigalocatequina encontra-se no chá verde. Ela auxilia na perda de massa gorda, pois o processo de lipólise é incrementado com o chá verde. Essa substância tem a capacidade de desbloquear o armazenamento de carboidratos nas células adiposas e também de ajudar na apoptose (morte) dessas células. A dose eficaz é de cerca de 325 mg/dia, existindo a opção de tomá-la em comprimidos e em versão descafeinada.

- » **Creatina**

Durante o período de exercício intenso, a creatina decompõe-se em fosfocreatina. O fosfato, ao acoplar-se ao ADP (adenosina difosfato), incrementa a produção de ATP (adenosina trifosfato). A suplementação com creatina pode não somente ajudar a aumentar a energia, como também aumentar a massa magra. Uma dose de 3 a 5 g/dia após o treino pode favorecer especialmente os atletas veganos.

- » **Probióticos e prebióticos**

O microbioma intestinal é responsável pela nossa saúde global. Cada vez mais funções são atribuídas ao intestino e ao microbioma. Nessa fase, é importante reforçar a flora por meio da suplementação com probióticos. A inclusão de fibras prebióticas é fundamental para alimentar o microbioma e fazê-lo crescer de forma saudável, tanto em quantidade como em diversidade. Para isso, convém alimentá-lo por meio da ingestão de fibras, como:

- ✓ Fermentados, como kombucha ou chucrute.
- ✓ Frutas e legumes, como cenoura crua, alho, cebola, banana verde, maçã com casca.
- ✓ Amido resistente (batata cozida e fria).
- ✓ Missô.
- ✓ Café, cacau, frutas vermelhas, mirtilo, açaí, amora, jabuticaba.

- ✓ Malossol, picles ou pepino em salmoura.
- ✓ Kefir (sem leite).
- ✓ Natto.
- ✓ Kimchi, diferentes tipos de legumes lactofermentados, uma especialidade coreana.
- ✓ Takuan, com base de rabanete branco, preparado no Japão.
- ✓ Kumis.

9. Dieta cetogênica

A dieta cetogênica consiste na redução drástica de carboidratos e no aumento da ingestão de gordura. Essa inversão coloca o seu corpo num estado conhecido por cetose. Na ausência de açúcar, as células entram numa via metabólica alternativa em que utilizam a gordura como fonte de energia, com a liberação de corpos cetônicos. Vem daí o nome "dieta cetogênica".

Concebida em 1921 por Russel Wilder, médico e pesquisador especializado em diabetes e nutrição, a dieta cetogênica é hoje um regime alimentar que reúne muitos adeptos, especialmente pessoas que desejam perder peso e não conseguem e doentes com câncer e epilepsia. Essa descoberta teve a ver, em parte, com o bom resultado observado em indivíduos com epilepsia.

Quando falta açúcar, a energia é obtida por meio da gordura e da formação de corpos cetônicos (produtos da transformação dos lipídios em glicose). Esse metabolismo permite perder peso e, ao mesmo tempo, possibilita aos corpos cetônicos controlar a incidência de convulsões em crianças epiléticas. Mais tarde, percebeu-se que o estado de cetose era também benéfico em inúmeras situações para além da epilepsia, como a perda de peso, a síndrome metabólica, o diabetes, o câncer e as doenças autoimunes, entre outras.

9.1. A DIETA CETOGÊNICA FOI CIENTIFICAMENTE VALIDADA?

Os primeiros estudos sobre dietas cetogênicas se limitavam a doentes com epilepsia, mas rapidamente os seus benefícios foram

observados em outras doenças, como as neurológicas, entre elas a doença de Parkinson e a de Alzheimer. A gordura ingerida melhora todos esses quadros, afinal, o nosso cérebro é constituído essencialmente por gordura e água.

Vários estudos em ratos demonstram a eficácia da dieta cetogênica na remissão de doenças oncológicas. Abdelwahab, em 2012, publicou os resultados desse regime em ratazanas submetidas à implantação, em várias partes do corpo, de células cancerígenas do cérebro humano. O grupo alimentado com comida cetogênica e tratado com radiação teve remissão completa, ao passo que o grupo tratado sem radiação e com dieta cetogênica apresentou maior sobrevida do que o grupo com dieta regular. Mais experiências em ratos demonstram isso mesmo, maior sobrevida em casos de câncer quando da inclusão de dietas cetogênicas, como revelaram os estudos de Poff, em 2013.

Apesar de a maioria dos experimentos ser realizada em roedores, em decorrência da dificuldade de desenhar um modelo de avaliação eticamente correto, podemos especular sobre o que teoricamente aconteceria com seres humanos. Melanie Schmidt iniciou um estudo-piloto com dezesseis pacientes com câncer em estágio avançado, por meio do qual concluiu que a dieta cetogênica "melhora a qualidade de vida e os parâmetros sanguíneos", apesar de nenhum dos pacientes em estado avançado ter se curado.

A evidência científica existente foi revista por Hae-Yun Chung e Yoo Kyoung Park e apresentada em um artigo no *Journal of Cancer Prevention*, em 2017. A conclusão é clara: há ainda muito para estudar nessa área, sendo especialmente necessário centrar a investigação nos tumores sobre os quais essa dieta tem mais eficácia (com marcadores TKTL1) e definir protocolos adequados em termos de duração e seguimento. Os pesquisadores concluem ainda que essa dieta constitui-se uma terapia eficaz e bem tolerada, com justificação bioquímica e resultados positivos na qualidade de vida e, em

alguns casos, na melhoria dos marcadores tumorais. Nenhum efeito secundário foi referenciado.

A dieta cetogênica é uma das mais estudadas e com maior suporte científico. Se você fizer uma simples pesquisa em alguma base de dados científica, obterá milhares de resultados que validam esses benefícios. Ela é útil, segura e eficaz em muitas situações, como cânceres, diabetes e resistência à insulina, redução do nível de glicose no sangue, doenças autoimunes, autismo, epilepsia e gestão de peso, entre muitas outras.

9.2. A DIETA CETOGÊNICA É BENÉFICA EM QUE SITUAÇÕES?

A ingestão de gordura aconselhada em regimes de jejum intermitente e cetogênicos é atualmente considerada uma das melhores maneiras de manter o cérebro ativo e saudável. A gordura é a principal – e a mais eficaz – fonte de combustível para o cérebro. Os corpos cetônicos, resultantes do metabolismo da gordura, podem atravessar mais facilmente a barreira hematoencefálica e ser utilizados de maneira mais eficaz que o açúcar.

Em jejum, a fonte energética utilizada advém da gordura acumulada e, na fase de ingestão de alimentos, é aconselhável dar prioridade às gorduras saudáveis. Desse modo, a sua atividade mental mantém-se mais clara e ativa, com maior lucidez e menor confusão mental. Uma vez mais, tudo se resume a devolver ao corpo a capacidade de se adaptar novamente às gorduras, capacidade esta que o ser humano foi perdendo à medida que começou a comer mais e pior.

Para ganhar saúde, você precisa alterar a maneira como vive, especialmente no que diz respeito à alimentação. Prevenir doenças não é tomar medicamentos, eles são inúteis quando comemos mal. E, se comemos bem, os medicamentos prescritos para as doenças crônicas não são necessários.

» **Em estados de cetose regulamos inúmeros metabolismos:**

- ✓ Não ativamos a produção excessiva de insulina.
- ✓ O corpo utiliza a gordura como substrato energético para a obtenção de energia.
- ✓ A baixa produção de insulina limita a ativação dos receptores desse hormônio. Esses receptores estão envolvidos em muitas rotas metabólicas em certas doenças, como o câncer e patologias degenerativas do cérebro. No entanto, a insulina envia sinais de proliferação a células e tumores que vivem em parte desses sinais de proliferação.
- ✓ Com valores baixos de insulina, as gorduras não são enviadas aos tecidos, porque são utilizadas. Essa é uma das razões pelas quais o colesterol diminui com dietas cetogênicas.

» **A dieta cetogênica e o câncer**

As células tumorais caracterizam-se por aumentar a captação da glicose para gerar principalmente lactato, inclusive na presença de oxigênio, fenômeno conhecido como efeito Warburg ou glicólise aeróbia.

Isso significa que as células cancerígenas não respiram (fosforilação oxidativa) e obtêm energia por meio da fermentação (glicólise). Agraciado com o Prêmio Nobel em 1931, Otto Warburg postula que as células cancerígenas, mesmo na presença de oxigênio, preferem usar a via fermentativa, por isso o câncer é considerado por muitos pesquisadores como uma alteração mitocondrial. A descoberta de uma importante fragilidade nessas células permite entender por que a dieta isenta de açúcar pode ajudar a controlar sua proliferação.

Compreendendo esse metabolismo, muitos médicos passaram a aconselhar indivíduos com câncer que adotassem regimes cetogênicos, com a finalidade de não nutrir as células cancerígenas.

Esse regime é também aconselhado durante tratamentos de quimioterapia.

> A maioria dos estudos pré-clínicos e clínicos defende o uso da dieta cetogênica em combinação com terapias padrão, com base no seu potencial para aumentar os efeitos antitumorais da quimioterapia e radioterapia clássicas.[18]

A dieta cetogênica aumenta o estresse oxidativo nas células tumorais, melhorando, segundo alguns estudos, a resposta a esses tratamentos. A eficácia dos tratamentos pode aumentar se nas sessões os doentes encontrarem-se em cetose, promovendo a debilidade das células cancerígenas por desnutrição e aumento do estresse oxidativo. É importante salientar que com esse regime se perde massa gorda e há conservação ou mesmo aumento de massa magra, tão importante na prevenção de caquexia em doentes oncológicos.

Em suma, a dieta cetogênica, apesar de ainda muito controversa, pode apresentar uma série de vantagens ao paciente oncológico:

- ✓ Fornece nutrientes fundamentais, como ácidos graxos insaturados (mono e polinsaturados) relacionados com a redução de níveis inflamatórios, de obesidade, glicemia, insulina e câncer.
- ✓ Fornece um bom aporte de vitaminas e minerais imprescindíveis à manutenção de todos os metabolismos.
- ✓ Fornece importantes nutrientes proteicos que permitem manter massa magra e evitar a caquexia, o que é extremamente importante para o doente oncológico.
- ✓ Mantém o sistema imunológico ativo e a atividade metabólica.

---
18 Weber, Daniela D. *et al.*, 2020.

- ✓ Reduz a angiogênese (desenvolvimento de novos vasos sanguíneos necessários para alimentar o tumor).
- ✓ Reduz a concentração de insulina e IGF-1 (fator de crescimento tumoral).
- ✓ Desestabiliza o DNA do tecido tumoral, causando efeitos que danificam as células tumorais.
- ✓ Restabelece a apoptose normal (suicídio celular).
- ✓ Melhora a ação dos tratamentos de químio e radioterapia e diminui os efeitos secundários desses tratamentos.

9.3. O QUE COMER NESSA DIETA?

Ingerir gorduras assusta. Nos últimos anos, entramos num estado de "gordurofobia". Os produtos light se proliferaram no mercado, sempre com a assinatura de que "light é melhor para a saúde".

A gordura é o macronutriente mais rico em calorias – em energia, portanto. Cada grama de gordura proporciona 9 kcal, ao passo que cada grama de carboidratos ou proteínas libera apenas 4 kcal. É por essa razão que, quando comemos gordura, nos sentimos saciados por mais tempo e comemos menos.

Existem vários tipos de dieta cetogênica, que variam de acordo com o efeito metabólico pretendido e com a situação clínica. Dietas cetogênicas mais restritas incluem menos carboidratos, menos proteínas e mais gorduras.

Para entrar em metabolismo cetogênico, você deve respeitar as seguintes porcentagens de macronutrientes e incluí-los em quantidades que lhe permitam entrar nessa rota metabólica:

- ✓ **Proteínas:** máximo de 30%. Também tem de ser limitada, e essa quantidade pode oscilar entre 0,7 e 1 g por cada quilo de peso, de acordo com a situação do doente.

- ✓ **Carboidratos:** máximo de 10%. Pessoas saudáveis podem incluir até um máximo de 100 g/dia. Ainda que dificilmente entrem em cetose, essa quantidade de carboidratos permite ao corpo fazer uso da gordura. Para doentes oncológicos, são indicadas quantidades inferiores a 30 g/dia.
- ✓ **Gorduras:** mais de 70%. A gordura fornece o restante das calorias, isto é, a diferença entre o total necessário e o ingerido em carboidratos e proteínas.

» **O que são gorduras saudáveis?**

Ao longo deste livro, falamos muito sobre gorduras. Você certamente já se perguntou sobre quais gorduras deve incluir em sua dieta e quais, na realidade, não fazem falta. Esse tema será abordado neste tópico.

Há uma grande variedade de gorduras, e o que as distingue é o tipo de ácidos graxos que as compõe. É importante perceber que há aquelas saudáveis e as prejudiciais, bem como identificá-las e distingui-las. Quimicamente, uma gordura é uma molécula de glicerol que se liga a três ácidos graxos, estes constituídos por um diferente número de átomos de carbono e com diferentes ligações entre eles.

Como a gordura é o principal macronutriente em dietas cetogênicas, apresentamos um quadro que nos ajuda a identificá-las e distingui-las.

Gorduras	O que são	Exemplos	O que fazer
Trans	Ligações saturadas, mas a posição dos átomos é alterada para trans, configuração obtida pela hidrogenação das gorduras. Esse processo retira ligações insaturadas e ocupa-as com átomos de hidrogênio em posição incorreta.	Frituras. Gorduras sólidas à temperatura ambiente. Óleos vegetais transformados em margarinas. Têm maior durabilidade e melhor aspecto. São incluídas em confeitaria e pastelaria, bolachas, pão, biscoitos, batatas fritas, todos os produtos industrializados e *fast-food*.	Eliminar. A sua ingestão é correlacionada a inflamações, alto LDL e quase todas as doenças.
Saturadas	Não têm ligações duplas entre os átomos de carbono. Todas as ligações são completamente saturadas por um número máximo de átomos de hidrogênio.	São as gorduras sólidas à temperatura normal. De origem animal, vegetal ou industrial: manteiga, queijos, óleo de coco, óleo de palma, banha etc.	Podem e devem ser consumidas, desde que a fonte sejam alimentos saudáveis.
Monoinsaturadas	Têm apenas uma ligação dupla entre átomos de carbono (C=C), capaz de reagir com outros átomos.	Líquidas à temperatura ambiente. Azeite, caju, abacate, amendoim, óleo de palma.	Ingerir. Contribuem para a diminuição das frações patogênicas do LDL.
Polinsaturadas	Têm duas ou mais ligações insaturadas entre os átomos de carbono (C=C). Essenciais na proteção e desenvolvimento do organismo e na manutenção dos níveis de saúde.	Ômega 3 (óleos de peixe, como salmão, arenque, sardinha e sementes). Ômega 6 (abacate, sementes, frutos secos, alguns cereais). Ômega 9 (azeite e oleaginosas como castanhas, nozes).	Incluir diariamente na alimentação, pois são de extrema importância para uma série de funções.

> **A relação entre ômega 6 e ômega 3**

A proporção entre ômega 6 e ômega 3 na população europeia, de forma geral, é aproximadamente de 10-8 para 1. Isso significa que se ingere oito a dez vezes mais ômega 6 do que ômega 3. Apesar de essa proporção ter vindo a ser especulada nos últimos anos, é mais ou menos consensual que esse coeficiente deverá ser de 5 ou menos para 1.

Ultimamente, tem havido esforços para diminuir essa razão por meio da introdução de mais ômega 3 na alimentação das pessoas, quer diretamente, quer por meio da suplementação dos animais que serão posteriormente consumidos pelas populações, como é o caso dos ovos enriquecidos com ômega 3 e algumas carnes. É por esse motivo que começaram a aparecer nos supermercados produtos enriquecidos com ômega 3.

Apesar dos esforços para aumentar a ingestão de ômega 3, os resultados não têm sido satisfatórios, uma vez que o coeficiente ainda não foi alterado. Curiosamente, quando analisamos perfis lipídicos em doentes com regimes cetogênicos, verifica-se que a proporção pode chegar facilmente a 3/1. Parece que a insulina influencia de modo determinante o perfil lipídico e que dificilmente este poderá ser corrigido sem melhorar os valores de insulina.

> **Por que o LDL é considerado o "mau colesterol"?**

Não é verdade que altos níveis de colesterol estão relacionados com o aumento do risco cardiovascular. Doentes com colesterol baixo podem sofrer de doença cardíaca e enfarte do miocárdio, assim como pessoas com valores de colesterol alto não têm necessariamente mais risco de doença cardíaca.

Há muitos outros fatores que nos permitem aferir com maior exatidão o risco cardíaco, entre eles a inflamação, a oxidação, o estresse oxidativo, a toxicidade, os valores de homocisteína e apolipoproteínas, as frações de LDL aumentadas, o LDL oxidado, entre outros indicadores.

A análise isolada do colesterol não ajuda a diminuir o número de acidentes cardiovasculares, que, como podemos observar pela sua incidência e mortalidade, não param de aumentar.

Ainda que pensemos que o LDL (*low density lipoprotein*) seja o "mau colesterol", existem vários tipos dessas partículas, e a muitas delas não são atribuídas propriedades patogênicas. No entanto, algumas partículas de LDL têm um potencial aterogênico muito elevado. Logo, a quantidade de colesterol que um paciente tem não é tão importante, mas sim qual tipo de colesterol está elevado e, dentro do LDL, qual a distribuição de tamanho das partículas de colesterol. Esses são os parâmetros dos quais dependem a avaliação de risco e a terapia.

A análise e a identificação de polimorfismos nos genes implicados no metabolismo lipídico seria fundamental para modular a expressão e evitar doenças cardiovasculares.

» Alimentos permitidos na dieta cetogênica

Gorduras

- ✓ Óleo de coco.
- ✓ Azeite extravirgem de primeira prensa a frio.
- ✓ Manteiga bio.
- ✓ Manteiga ghee.
- ✓ Gordura de pato.
- ✓ Banha de porco (não hidrogenada).
- ✓ Óleo de abacate.
- ✓ Óleo de noz-macadâmia.
- ✓ Óleo de linhaça.
- ✓ Óleo de cânhamo.
- ✓ Leite de coco.
- ✓ Manteiga de coco.
- ✓ Óleo de peixe.

- ✓ Óleo TCM.
- ✓ Abacate.
- ✓ Queijo suíço.
- ✓ Queijo muito curado.
- ✓ Azeitonas.
- ✓ Presunto de Parma.
- ✓ Manteiga de cacau.
- ✓ Sementes (linhaça, papoula, cânhamo).
- ✓ Frutos oleaginosos (amêndoa, avelã, noz, noz-macadâmia, pinhão, castanha-do-pará).

Carne, peixe, ovos

Farinhas

- ✓ Farinha de linhaça.
- ✓ Farinha de coco.
- ✓ Farinha de amêndoa.
- ✓ Fibra de psílio.
- ✓ Farinha de cânhamo.
- ✓ Farinha de noz.
- ✓ Farinha de avelã.

Legumes

- ✓ Verduras com um teor de carboidratos inferior a 5 g por 100 g de alimento (sem limite).
- ✓ Pepino, aipo, crucíferas (agrião, espinafre, acelga, rúcula, couve crua, brócolis e couve-flor), aspargo branco/verde, abobrinha, alface, chuchu, nabo, funcho, endívia, tomate-cereja, pimentão verde, cogumelo, cebolinha, rábano, alho-poró.
- ✓ Verduras com um teor de carboidratos entre 5-7 g por 100 g de alimento (consumir com moderação).

- ✓ Pimentão vermelho, cenoura, couve-de-bruxelas, abóbora, berinjela, rebentos de soja, alho seco, tomate maduro, feijão-verde, alcachofra.

Alternativas aos açúcares

- ✓ Eritritol.
- ✓ Estévia (em pequenas quantidades).

Frutas

- ✓ Frutos silvestres: morango, framboesa, amora e mirtilo, levando em consideração os gramas de carboidratos permitidos por dia (máximo de 50 g/dia).
- ✓ Abacate (150 g/dia).
- ✓ Coco (50 g/dia).
- ✓ Kiwi (1 pequeno/dia).
- ✓ Romã.
- ✓ Lima e limão.

Laticínios

- ✓ Manteiga bio.
- ✓ Manteiga ghee.
- ✓ Queijo suíço.
- ✓ Queijo muito curado.

Especiarias

- ✓ Coentro, salsa, orégano.
- ✓ Tomilho, cúrcuma, pimenta.
- ✓ Cominho, chili, alcaparra.

9.4. COMO INCLUIR A DIETA CETOGÊNICA NO JEJUM INTERMITENTE?

Começar o jejum intermitente e a dieta cetogênica ao mesmo tempo, pelo menos na refeição que quebra o jejum, pode ser uma boa estratégia, especialmente se você precisa perder peso ou se a sua saúde não está perfeita. Os benefícios do jejum intermitente aumentam se a primeira refeição não incluir carboidratos e introduzir os macronutrientes restantes, de acordo com as porcentagens referidas anteriormente.

» **Precauções e contraindicações**

Se você pretende iniciar um regime cetogênico por mais de dois dias, deve ser obrigatoriamente acompanhado por um profissional de saúde[19] conceituado e com formação e experiência nesse regime. Essa é uma dieta específica e só deve ser adotada em situações concretas de doença, sendo combinada com outras dietas ou com o jejum intermitente. Banir completamente os carboidratos da alimentação é aconselhado apenas em regimes cujo objetivo é reverter doenças relacionadas ao açúcar.

Contraindicações absolutas	Contraindicações relativas
Porfiria.[20] Déficit de piruvato carboxilase. Alterações do metabolismo dos ácidos graxos.	Diabetes *mellitus* de tipo 1. Histórico de arritmias. Nefrolitíase ou colelitíase. Alteração da função hepática ou renal.

---

19 Jamais inicie uma dieta cetogênica sem o acompanhamento do seu médico, nutricionista ou outro profissional de saúde.

20 Distúrbio que envolve enzimas que participam na síntese do grupo heme (sangue). Manifesta-se por meio de problemas na pele e/ou complicações neurológicas. Há diferentes tipos de porfirias, atualmente sendo classificadas de acordo com as suas deficiências enzimáticas específicas no processo de síntese do heme.

10. A dieta que imita o jejum

Nos próximos anos, você certamente ouvirá falar muito de períodos de jejum prolongados como regime alimentar. Apesar de ainda ser no mínimo estranho para a medicina convencional, a introdução desse esquema de duas a quatro vezes no ano, associado ao jejum intermitente, pode constituir uma poderosa ferramenta terapêutica para curar e prevenir doenças e aumentar a longevidade.

Como temos abordado ao longo deste livro, o jejum traz inúmeros benefícios à saúde. Mas o poder curativo do jejum pode ainda ser potencializado a partir da introdução de períodos maiores de redução calórica, como as dietas que induzem o corpo a um estado de jejum.

Esses jejuns mais prolongados trazem benefícios tremendos, já muito bem estudados. Contudo, é muito provável que neste exato momento você esteja pensando em quão difícil e desencorajador seria ficar sem comer durante cinco dias.

Eis aqui uma boa notícia: é possível induzir um estado de jejum com a alimentação!

Desenvolver e adotar uma dieta que imite o jejum pode ser um ponto de partida interessante para quem necessita dos benefícios de jejuns mais prolongados e tem dificuldade de abster-se de comida.

Neste capítulo, você vai aprender como fazer jejuns prolongados, comendo e usufruindo, assim, de todos os benefícios dessa prática.

A dieta que imita o jejum consiste em introduzir durante cinco dias determinados alimentos que induzem o nosso corpo a um estado de jejum.

10.1. COMO SURGIU A DIETA QUE IMITA O JEJUM (FMD)?

O dr. Valter Longo, o qual já citamos algumas vezes, considerado o "guru da longevidade", defende que períodos de jejum podem constituir a chave para prolongar a vida, lutar contra doenças e acelerar a perda de peso. Ele é o idealizador da dieta que imita o jejum. O dr. Longo é professor de gerontologia e biologia e diretor do Instituto de Longevidade da Faculdade de Gerontologia da Universidade da Califórnia do Sul, em Los Angeles, EUA, um centro muito reconhecido pelo desenvolvimento, pesquisa e ensino sobre o envelhecimento. É também diretor do Laboratório de Oncologia e Longevidade do Instituto de Oncologia Molecular (IFOM), em Milão.

O protagonismo e o reconhecimento desse pesquisador se devem ao trabalho desenvolvido na área, com inúmeros artigos publicados. Ele é conhecido pelos seus estudos sobre o papel dos genes, do jejum e dos nutrientes no envelhecimento e no surgimento de doenças. Longo defende que o jejum prolongado é determinante na proteção celular e que a longevidade é regulada por genes e mecanismos similares em muitos seres eucariontes.

No decorrer de suas pesquisas, o dr. Longo concebeu e desenvolveu uma dieta que imita o jejum, "enganando" o corpo. Deu a ela o nome de FMD (*Fasting Mimicking Diet*). Com a adoção desse esquema alimentar durante cinco dias consecutivos, o corpo entra num estado de jejum com potentes efeitos contra os fatores de risco de inúmeras doenças, atuando positivamente em prol da memória e do aumento da longevidade.

Vários outros pesquisadores são unânimes em considerar que os períodos longos de jejum trazem benefícios à saúde. Mark P. Mattson, professor de neurociência na Universidade Johns Hopkins, nos EUA, também concluiu que o jejum prolongado pode, inclusive, ter um poder terapêutico.

Nesses cinco dias, a alimentação que pretende induzir no corpo um estado de jejum deve ser basicamente hipocalórica, com baixíssimo teor de açúcar, baixo teor proteico e alguma gordura saudável. Essa alimentação provoca mudanças nos fatores metabólicos e de crescimento similares àquelas causadas pelo jejum verdadeiro, em que o paciente não come nada e ingere apenas água.

A FMD foi testada em fungos, ratos e humanos, e os resultados são consistentes em todos esses grupos.

10.2. POR QUE FAZER CINCO DIAS DE JEJUM PROTEGE CONTRA DOENÇAS E ENVELHECIMENTO?

Para podermos adotar essa prática com convicção e entender melhor os seus inacreditáveis benefícios, é necessário um pequeno entendimento sobre bioquímica celular.

Os nutrientes desempenham um papel essencial, já que ativam os quatro principais processos que influenciam o impacto do envelhecimento como fator de risco para inúmeras doenças crônicas. São eles:

- ✓ Desregulação mitocondrial.
- ✓ Aumento de danos no DNA.
- ✓ Inibição de processos de autofagia.
- ✓ Ativação das vias de sinalização determinantes no metabolismo celular.

A desregulação da atividade mitocondrial ("fábrica de energia" da célula) pode levar à apoptose celular (morte celular) anormal e

à desregulação da produção de ROS (espécies reativas de oxigênio), relacionada à progressão da malignidade.

Os danos no DNA levam ao encurtamento dos telômeros, associado a processos de envelhecimento mais acelerados. Se o dano for grande, induz-se o aumento da senescência e permite-se que as células acumulem mutações, relacionadas com processos cancerígenos.

Também os processos de autofagia (eliminação do lixo celular), se desregulados, permitem acumular tóxicos.

Não nos demoraremos em assuntos mais técnicos, mas é importante notar como o nosso corpo e as nossas células comunicam-se entre si e como o metabolismo se autorregula, a fim de melhor compreendermos o determinante poder dos nutrientes em nossa saúde.

Os cientistas do Instituto de Longevidade acreditam que as vias da mTOR, IGF-1 e PKA são críticas para a promoção do envelhecimento. A desregulação dessas três vias de detecção de nutrientes acelera os processos de envelhecimento e o surgimento de doenças.

» **O que são vias de sinalização?**

As células comunicam-se entre si utilizando sinais químicos, que são proteínas ou outras moléculas produzidas por uma célula emissora. Tais sinais são secretados na célula, liberados no espaço extracelular e captados pela célula receptora. Assim, a sinalização célula-célula envolve a transmissão de um sinal de uma célula emissora para uma célula receptora. No entanto, nem todas as células emissoras e receptoras são vizinhas próximas, e nem todos os pares de células trocam sinais da mesma maneira. Esse mecanismo é chamado de vias de sinalização.

É nesse contexto que surge o estudo da via de sinalização da mTOR, que se apresenta alterada em mais de 50% dos cânceres que surgem na atualidade. A proteína mTOR desempenha um papel crucial nessa via de sinalização, sendo responsável pela regulação do

crescimento celular e pela síntese de proteínas. Alterações nessa via estão associadas com a tumorigênese e a angiogênese e assumem um papel central no crescimento, na proliferação e na manutenção das células sãs.

Aliás, a indústria farmacêutica desenvolve fármacos com a capacidade de inibir a via da mTOR – e cada vez com características mais específicas ao tipo de tumor –, que, utilizados isolados ou em combinação, podem melhorar a qualidade de vida dos pacientes.

Alterações nas vias de sinalização podem levar também à resistência à insulina, ao diabetes e à disfunção cardíaca e da atividade mitocondrial.

A IGF-1 (*insulin-like growth factor 1*) é uma proteína produzida no fígado em resposta ao hormônio do crescimento (HGH) e tem importância no crescimento e no desenvolvimento da musculatura.

No entanto, altos níveis de IGF-1 estimulam o crescimento celular e estão relacionados a doenças como o câncer. Baixos níveis de IGF-1 estão associados à longevidade. Assim, a redução do hormônio do crescimento está implicada na proteção contra o câncer e o diabetes.

IGF-1	AUMENTO	Medeia o efeito do hormônio do crescimento.
		Estimula o crescimento celular e as vias de proliferação.
		Altos níveis de IGF-1 estão associados ao câncer.
	DIMINUIÇÃO	Menor incidência de câncer, aumento da resistência ao estresse, redução da sinalização da mTOR.
		Relacionada com a redução dos níveis de insulina e o aumento da sensibilidade à insulina.

» **Quais os valores normais de IGF-1?**

- Até os 6 anos: 20-200 ng/ml
- 6 a 12 anos: 88-450 ng/ml
- 13 a 16 anos: 200-900 ng/ml
- 17 a 24 anos: 180-780 ng/ml
- 25 a 39 anos: 114-400 ng/ml
- 40 a 54 anos: 90-360 ng/ml
- Acima de 54 anos: 70-290 ng/ml

Em adultos, o valor da concentração de IGF-1 deve estar muito próximo do valor inferior.

Cinco dias de FMD têm resultados incríveis na queda da IGF, que pode chegar, em média, aos 44%. Essa queda da IGF-1 está intimamente ligada ao antienvelhecimento e à melhoria de vários parâmetros de saúde, como vimos anteriormente.

Essa teoria já está fortemente suportada por experimentos, entre eles os do dr. Longo, que percebeu que em vários grupos, leveduras, moscas, ratos e mamíferos, as principais vias de detecção de nutrientes eram reguladas com ausência de glicose.

A proteína, sobretudo alguns aminoácidos liberados por esse macronutriente, incluindo a leucina, pode ativar o TOR-S6K, um conjunto de genes que acelera o envelhecimento.

A ingestão de altas doses de proteínas provoca a ativação do receptor do hormônio do crescimento, que, por sua vez, aumenta os níveis de insulina e de IGF-1. Quando os alimentos são escassos, o corpo procura poupar energia, diminuindo as vias de crescimento celular e regulando as vias IGF-1, mTOR e PKA, o que resulta no aumento da proteção celular, na resistência ao estresse, na remoção e substituição de células danificadas e na redução dos níveis inflamatórios.

Reduzindo-se a ingestão calórica, particularmente a fração proteica e os açúcares, é possível reduzir-se a ativação de todas essas vias de sinalização.

Esses mecanismos podem ser regulados por nutrientes, de modo que dietas de restrição calórica crônicas podem regular alterações moleculares e metabólicas e ter um efeito protetor contra diversas doenças, como o diabetes de tipo 2, a hipertensão, as doenças cardiovasculares, os cânceres, as demências e doenças neurodegenerativas e autoimunes. Não obstante, após cinco dias de FMD, verifica-se a redução do colesterol, da glicose em jejum, dos triglicerídeos, da gordura abdominal e da pressão arterial, particularmente em indivíduos com níveis elevados.

Nos períodos de jejum, além de ocorrer a regulação de uma série de metabolismos já descritos anteriormente, também há um aumento na concentração de células-tronco (que têm a capacidade de se multiplicar em todos os tipos de células existentes no nosso organismo) em proporção maior que o dobro em comparação a pessoas com dieta normal e sem restrições, o que significa que está acontecendo uma renovação dos tecidos e órgãos. O organismo tende a utilizar como recurso energético o que está "sobrando" ou o que é lixo, dando lugar a órgãos e sistemas regenerados.

> Essa estratégia biológica influencia a longevidade e a saúde por meio do equilíbrio, da proteção do metabolismo e da regeneração, e permite manter-nos jovens, saudáveis e com maior longevidade. A dieta que imita o jejum pode antagonizar o risco de doença que vai aumentando ao longo da vida, relacionado com a alimentação, idade e toxinas. Esse esquema alimentar promove a redução do risco de diabetes, doença cardiovascular, câncer e doença de Alzheimer.[21]

---

21 Brandhorst, S. et al., 2015.

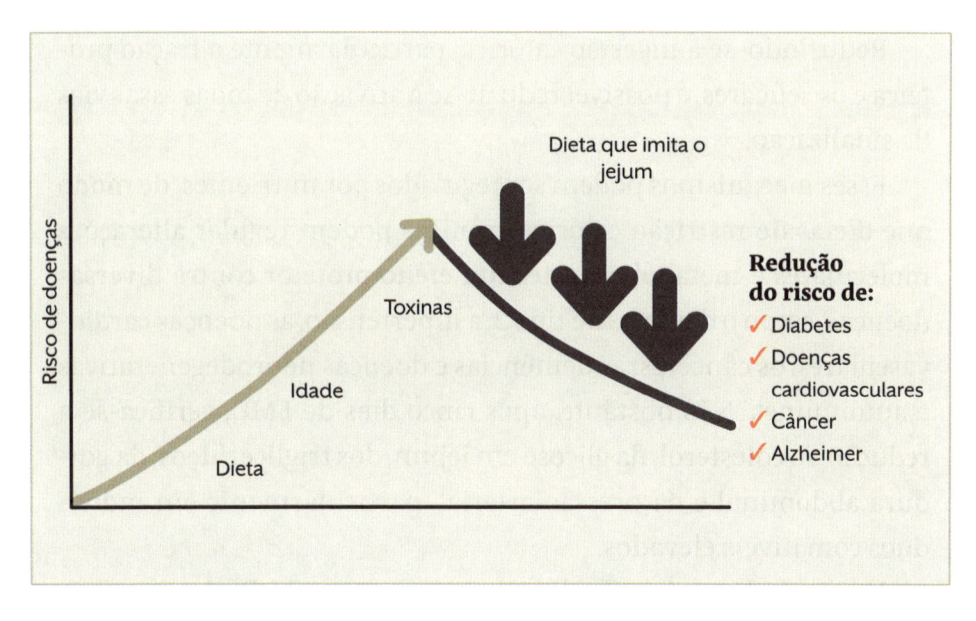

Adaptado de Brandhorst S, Choi I. et al. Cell Metabolism, 2015.

Muito se fala do intestino e da sua relação com a saúde e a proteção contra doenças. Segue mais uma informação bastante recente e também muito interessante: ensaios clínicos em camundongos mostram que os ciclos de dias de dieta que imita o jejum induzem a reversão de doenças associadas à síndrome do intestino irritável. Os efeitos anti-inflamatórios demonstrados nos ensaios são promissores na regeneração intestinal e na melhoria da inflamação ligada à doença inflamatória do intestino.

10.3. COMO PÔR EM PRÁTICA – PLANO ALIMENTAR PARA CINCO DIAS

Passemos agora da teoria à prática para que você aprenda o que deve comer para cumprir mais facilmente os cinco dias da dieta que imita o jejum, agora que você já percebeu a importância de fazê-lo ao menos duas vezes no ano.

As diretrizes da alimentação FMD, de acordo com o que o dr. Valter Longo desenvolveu, estão descritas na tabela adiante.

No DIA 1, há uma grande restrição calórica, não podendo ultrapassar o valor de 1.000 a 1.100 calorias. Mais do que as calorias, é importante escolher de onde elas provêm.

Do DIA 2 ao DIA 5, você não pode ultrapassar as 800 calorias, divididas por três refeições: almoço, jantar e um pequeno lanche, ou café da manhã, almoço e um pequeno lanche. Portanto, faça no máximo três refeições e respeite sempre o intervalo de 12 horas.

Plano de cinco dias de jejum	
Dia 1	✓ 500 kcal de carboidratos complexos de origem vegetal (legumes como brócolis, tomate, cenoura, abóbora, cogumelos etc.). ✓ 500 kcal de gordura saudável (frutos oleaginosos, abacate, sementes, azeite extravirgem, óleo de coco, óleo de abacate, azeitonas). ✓ 25 g de proteína de origem vegetal (majoritariamente de frutos oleaginosos). ✓ < 30 g de açúcares. ✓ 2 litros de água por dia (água sem açúcar, com limão ou águas aromatizadas, chá/infusões sem açúcar, de 3 a 4 xícaras por dia). ✓ Mínimo possível de produtos de origem animal (com exceção do caldo de ossos). ✓ Aumentar o aporte de micronutrientes (pelo menos 50% da dose diária recomendada de fontes naturais). ✓ 1 suplemento multivitamínico e mineral (de preferência minerais provenientes de água do mar adaptada à ingestão). ✓ 1 suplemento de ômega 3 e ômega 6.

Dias 2-5	✓ 400 kcal de carboidratos complexos de origem vegetal (legumes como brócolis, tomate, cenoura, abóbora, cogumelos etc.). ✓ 400 kcal de gordura saudável (frutos oleaginosos, abacate, sementes, azeite extravirgem, óleo de coco, óleo de abacate, azeitonas). ✓ < 20 g de açúcares. ✓ 2 litros de água por dia (água sem açúcar, com limão ou águas aromatizadas, chá/infusões sem açúcar, de 3 a 4 xícaras por dia). ✓ Mínimo possível de produtos de origem animal (com exceção do caldo de ossos). ✓ Aumentar o aporte de micronutrientes (pelo menos 50% da dose diária recomendada de fontes naturais). ✓ 1 suplemento multivitamínico e mineral (de preferência minerais provenientes de água do mar adaptada à ingestão). ✓ 1 suplemento de ômega 3 e ômega 6.

Para sua comodidade, nossa equipe de nutricionistas funcionais desenvolveu um plano com quantidades de alimentos, a fim de servir de exemplo para as várias refeições ao longo dos cinco dias.

Dia 1

Café da manhã

Café turbinado
- 1 colher de sopa de óleo de coco
- Café q.b.[22]
- Canela – opcional

---

22 q.b.: sigla correspondente a "quanto baste", "quantidade suficiente".

Meio da manhã

Chá sem açúcar

Almoço

Espaguete de abobrinha com cogumelos salteados e salada de agrião, rúcula e tomate

- Espaguete de abobrinha – 200 g de abobrinha + 1 dente de alho (2 g) + ½ colher de sopa de azeite + tempero a gosto – saltear numa frigideira.
- Cogumelos salteados – 50 g de cebola + 80 g de tomate + 1 dente de alho (2 g) + 120 g de cogumelos frescos + 1 colher de sopa de azeite – saltear na frigideira.
- Salada de agrião, rúcula e tomate – 20 g de espinafre + 20 g de agrião + 50 g de tomate-cereja + 70 g de cenoura ralada – saltear numa frigideira.
- Molho vinagrete – alho picado + azeite (1 colher de sopa por dose) + suco de limão + vinagre + salsa ou coentro ou manjericão picado – misture tudo muito bem, prove e ajuste os temperos.

Lanche

Suco verde
- 60 g de espinafre
- 10 g de aipo
- 60 g de abacate
- 1 colher de sopa de suco de limão
- Água ou chá sem açúcar q.b.

Jantar

Berinjela recheada
- Berinjela assada – 300 g de berinjela (retirar o interior) + tempero a gosto – assar no forno.
- Recheio – interior da berinjela + 80 g de tomate + 60 g de cebola + 2 dentes de alho (4 g) + 60 g de espinafre + 1 colher de sopa de azeite + tempero a gosto – saltear e rechear a berinjela.

+ Suco verde (30 g de espinafre + 30 g de couve + 70 g de cenoura + 1 colher de sopa de suco de limão + água q.b.).

Dia 2

Café da manhã

Café turbinado
- 1 colher de sopa de óleo de coco
- Café q.b.
- Canela – opcional

Meio da manhã

Chá sem açúcar

Almoço

Abóbora assada com brotos salteados
- Abóbora assada – 200 g de abóbora + 1 dente de alho (2 g) + 1 colher de sopa de azeite + tempero a gosto – assar no forno.
- Brotos salteados – 50 g de cebola + 1 dente de alho (2 g) + 120 g de brotos de nabo + 1 colher de sobremesa de azeite + tempero a gosto – saltear numa frigideira.

Sobremesa
- Pudim de chia – 200 g de bebida de amêndoa sem açúcar + 2 colheres de sopa de sementes de chia (12 g) + canela q.b.

Lanche

Suco de cenoura e beterraba – 70 g de cenoura + 50 g de beterraba + 30 g de espinafre + 1 colher de sopa de suco de limão + água q.b.
+
Palitos de legumes – 70 g de cenoura + 50 g de pepino.

Jantar

Salada de feijão-verde
- 40 g de alface + 40 g de chicória + 35 g de cebola + 50 g de tomate.

- Feijão-verde salteado – 100 g de feijão-verde cozido + 1 dente de alho (2 g) + 1 colher de sobremesa de azeite + tempero a gosto – saltear numa frigideira.
- Emulsão de azeite – azeite + suco de limão + mostarda Dijon + flor de sal q.b. + vinagre/ervas aromáticas (opcional) – misture tudo muito bem, prove e ajuste os temperos.

Dia 3

Café da manhã

Café turbinado
- 1 colher de sopa de óleo de coco
- Café q.b.
- Canela – opcional

Meio da manhã

Chá sem açúcar

Almoço

Cogumelos recheados com salada de espinafre
- Cogumelos assados no forno – 200 g de cogumelos Portobello sem o pé + tempero a gosto (assar no forno).
- Para o recheio – pés dos cogumelos + 50 g de cebola + 1 dente de alho (2 g) + 50 g de tomate + 50 g de alho-poró + 1 colher de sobremesa de azeite + tempero a gosto – saltear e rechear os cogumelos.
- Salada de espinafre – 60 g de espinafre + 50 g de tomate-cereja + 10 g de amêndoa.
- Molho simples – azeite + 1 dente de alho + sal marinho ou flor de sal q.b. + suco de limão + açafrão com pimenta-preta – misture tudo muito bem, prove e ajuste os temperos.

Sobremesa: Mousse de abacate – 100 g de abacate + 1 colher de sopa de cacau em pó + estévia q.b.

Lanche

Suco kale – 40 g de couve-kale + 70 g de pepino + 140 g de cenoura + água q.b.

Jantar

Arroz de couve-flor e cenoura
- 200 g de couve-flor picada + 70 g de cenoura ralada + 2 dentes de alho (4 g) + 60 g de cebola + 1 colher de sopa de azeite + tempero a gosto – saltear numa frigideira.
- Salpicar com 10 g de coentro picado.

Dia 4

Café da manhã

Café turbinado
- 1 colher de sopa de óleo de coco
- Café q.b.
- Canela – opcional

Meio da manhã

Chá sem açúcar

Almoço

Salada com legumes grelhados
- Salada – 30 g de espinafre + 30 g de rúcula + 30 g de agrião + 20 g de cebola + 10 g de miolo de noz.
- Legumes grelhados – 150 g de berinjela em rodelas + 50 g de tomate-cereja.
- Emulsão de azeite – azeite + suco de limão + mostarda Dijon + flor de sal q.b. + vinagre/ervas aromáticas (opcional) – misture tudo muito bem, prove e ajuste os temperos.

Lanche

Suco de aipo – 100 g de aipo + 70 g de pepino + 5 g de gengibre fresco + 3 colheres de sopa de suco de limão + água q.b.
+
100 g de palitos de cenoura.

Jantar

Espaguete de abobrinha com molho de tomate
- Espaguete de abobrinha – 200 g de abobrinha cortada em espaguete + 1 dente de alho (2 g) + 1 colher de sopa de azeite + tempero a gosto – cozinhar numa frigideira.
- Molho de tomate – 100 g de tomate + 1 dente de alho (2 g) + 50 g de cebola + 30 g de alho-poró + 1 colher de sopa de azeite + tempero a gosto – cozinhar numa frigideira e triturar até obter o molho.

Dia 5

Café da manhã

Café turbinado
- 1 colher de sopa de óleo de coco
- Café q.b.
- Canela – opcional

Meio da manhã

Chá sem açúcar

Almoço

Purê de couve-flor e legumes salteados
- Purê de couve-flor – 250 g de couve-flor cozida + 1 dente de alho (2 g – cozinhar com a couve-flor) + 1 colher de sobremesa de manteiga + tempero a gosto – retirar bem a água da couve-flor com o auxílio de um pano, triturar até obter um purê.

- Legumes salteados – 40 g de cebola + 40 g de cenoura ralada + 1 dente de alho (2 g) + 50 g de alho-poró + 50 g de pimentão + 80 g de brócolis cozidos + 1 colher de sopa de azeite + tempero a gosto – saltear numa frigideira.

Lanche

Suco de cenoura e cúrcuma – 140 g de cenoura + 5 g de cúrcuma + 10 g de sementes de cânhamo + água q.b.

Jantar

Abobrinha recheada
- Abobrinha assada – 300 g de abobrinha (retirar o interior) + tempero a gosto – assar no forno.
- Recheio – interior da abobrinha + 40 g de cebola + 1 dente de alho (2 g) + 50 g de alho-poró + 50 g de tomate + 90 g de espinafre + 1 colher de sopa de azeite + tempero a gosto – saltear e rechear a abobrinha.

Esses são alguns exemplos. Você pode consultar várias receitas referentes à fase 1 do programa BioReset21D® no meu livro *Jovem e saudável em 21 dias*.

10.4. O QUE ESPERAR APÓS OS CINCO DIAS?

» **Desconfortos e incômodos**

Algumas pessoas sentem dores de cabeça. Elas normalmente desaparecem após o quarto dia, não ocorrendo nos ciclos seguintes de FMD.

Algumas pessoas sentem fome no primeiro e segundo dias. A fome normalmente passa após o terceiro dia. Siga este conselho: inicie os ciclos de FMD depois da experiência com o jejum intermitente anteriormente explicado.

» Melhorias

- ✓ A maioria das pessoas sente mais energia e vitalidade.
- ✓ A cognição, a capacidade de apreensão e raciocínio e a memória aumentam especialmente a partir do terceiro dia.
- ✓ A cor e o aspecto da pele ficam rejuvenescidos.
- ✓ Melhoria do conforto gástrico e intestinal.

11. "Não consigo fazer jejum" – Como vencer as dificuldades

Quando proponho o jejum intermitente aos meus pacientes, a primeira reação é sempre: "Impossível! Não consigo ficar sem comer!".

Depois, dependendo da pessoa, os argumentos são mais ou menos os mesmos: fome, dores de cabeça, falta de força, dificuldade de pensar, tonturas. Já sabemos que são mitos e, por isso, não têm qualquer razão cientificamente válida. No entanto, é normal sentir diferenças em seu corpo no início, muitas das quais podem até incomodá-lo.

Apesar de transitórias, essas sensações desagradáveis podem impedir que o jejum intermitente faça parte da sua vida.

Constata-se que as pessoas que fazem uma preparação inicial para o jejum intermitente têm menos sensações desagradáveis e adaptam-se logo no primeiro dia. Aquelas mais dependentes do açúcar, apesar de desde o início sentirem a vontade de doces diminuir, são as que registram mais sinais de desconforto, como dores de cabeça e sensação de fraqueza. Assim como as pessoas com mais peso, provavelmente porque os mecanismos descritos ao longo deste livro estão mais desequilibrados.

Aconselhamos fortemente que você comece com o BioReset21D® antes de adotar esse novo regime e forma de viver, conforme explicamos no capítulo 8.

Durante esses 21 dias, o seu corpo vai se depurando, se limpando, se reparando e se regenerando. A adaptação progressiva a regimes com menos calorias, açúcar e sal (cloreto de sódio) permite que, quando iniciar períodos maiores de jejum, você não experimente nenhuma sensação desagradável.

Caso não tenha essa informação, ao menos elimine o açúcar refinado por completo e reduza os carboidratos pelo menos uma semana antes de iniciar o jejum.

» **O que fazer se...**

Tenho fome
Ter fome é, provavelmente, a principal preocupação de quem pensa em fazer jejum. Quando tratamos dos mitos, no capítulo 4, explicamos como o nosso metabolismo funciona e que a fome é apenas transitória, mais comum nos primeiros dias e podendo ocorrer num ou noutro dia esporádico em que dormimos pior ou acordamos com menos energia. Tendemos, portanto, a achar erroneamente que é a *comida* que nos vai dar energia.

A sensação de fome desaparece após o segundo ou terceiro jejum intermitente. O truque é conversar com o corpo e dar-lhe a instrução de que ele deve recorrer à gordura armazenada como fonte de energia e beber muita água.

Entender o que é a fome talvez ajude um pouco. Quando estamos de estômago vazio, é enviado um estímulo ao cérebro, e assim entendemos que temos fome. Da mesma maneira, quando o estômago se enche, temos quase que imediatamente a sensação de não ter fome. Ao longo dos anos, desenvolveu-se um reflexo condicionado que relaciona inconscientemente a sensação de estômago vazio com fome. Não estamos habituados a estar de estômago vazio. Comemos tão logo sentimos o tal "buraco no estômago".

Quando se faz jejum, é importante ter consciência de que o estômago vazio não pode funcionar como estímulo para comer. Habituar-se a viver com essa sensação é fundamental nesse seu processo rumo ao jejum intermitente consistente.

Além da parte gástrica, há muitos outros fatores que condicionam a nossa fome e constituem estímulos fortes que nos levam a comer. Muitas vezes, por reflexo condicionado, um cheiro, uma sensação ou um som, por exemplo, remetem-nos à comida. Comemos também por questões emocionais, para nos acalmarmos, porque estamos cansados ou simplesmente porque não temos nada para fazer.

É importante ter a noção de que muitas vezes não temos fome, mas sim *sede* ou simplesmente *vontade de comer*. O hipotálamo é uma área do cérebro também responsável por funções relacionadas com a saciedade, a sede, a libido, o apetite sexual e o controle da temperatura. Dificilmente reconhecemos a sensação de sede e, à medida que vamos envelhecendo, menos sede sentimos, apesar de estarmos mais desidratados. Quando temos sede, já estamos desidratados.

Conselho

- ✓ Interprete de maneira consciente todos os estímulos que o levam a ter fome.
- ✓ Mantenha-se ocupado.
- ✓ Beba muita água ou água aromatizada.
- ✓ Tome um café, se ainda não excedeu o seu limite diário de cafeína (dois cafés/dia).
- ✓ Faça um "turbinado" (café com óleo de coco).
- ✓ Beba um chá bem quente.
- ✓ Adicione canela ao chá ou ao café.
- ✓ Dê instruções ao seu corpo para utilizar a reserva energética acumulada na gordura.

✓ Pense que é sede. Os centros cerebrais da fome e da sede estão muito perto, e facilmente confundimos uma com a outra.

Tenho dor de cabeça
Nos primeiros dias de jejum, a privação de alguns alimentos como o açúcar ou o sal leva frequentemente a dores de cabeça. Essa situação é normal e temporária. À medida que o corpo se habitua ao jejum, as dores de cabeça vão desaparecendo. Normalmente, no terceiro dia já estão mais leves. Claro que, se a dieta anterior era mais rica em açúcar ou sal, podem ser necessários mais alguns dias para que o corpo se habitue à nova realidade.

Conselho

✓ Beba água mineral e, se quiser, adicione uma colher de café de flor de sal a 1 litro de água.
✓ Beba água morna com limão.
✓ Beba um café com algumas gotas de limão.
✓ Como alternativa, suplemente com água do mar purificada, à venda em lojas de produtos naturais.
✓ Você pode também fazer um enema de café, sempre virado sobre o lado direito por ao menos cinco minutos. Todas as instruções estão no BioReset21D®.

Sinto falta de força, sensação de fraqueza ou tonturas
Muitas pessoas têm sensação de falta de força e fraqueza. Isso acontece apenas nos primeiros dias de jejum. Passados poucos dias, você sentirá muito mais energia e vitalidade. Dê tempo ao seu corpo! Ele precisa descobrir que tem muita energia armazenada dentro de si. É uma questão de tempo.

Fale com o seu corpo e peça a ele que oxide a gordura instalada na barriga, nas coxas, nos braços, enfim, espalhada por onde não deve. Beba um caldo de ossos nesses primeiros dias.

Peça ao médico para medir seus valores de magnésio eritrocitário. Esse mineral entra em mais de quatrocentas reações metabólicas e é muito frequente estar em menores concentrações. Os diabéticos ou pessoas com resistência à insulina são mais propensos ao déficit de magnésio, o que poderá agravar a sensação de músculos doloridos, falta de força e cãibras. Se for esse o seu caso, peça ao médico para orientá-lo sobre o tipo de magnésio com que deve suplementar-se e também para verificar como estão suas reservas de ferro.

Muito raramente pode haver alguma sensação de tontura durante os primeiros períodos de jejum. É comum que essa sensação tenha a ver com alguma desidratação e/ou baixo nível de eletrólitos. Você pode aliviar a situação bebendo água com limão e sal do Himalaia (ver o que sugerimos no capítulo 6).

Conselho

- ✓ Beba água mineral e, se quiser, adicione uma colher de café de flor de sal a 1 litro de água.
- ✓ Faça um caldo de ossos.
- ✓ Ingerir 300 mg a 400 mg de magnésio sob a forma de malato, bisglicinato, citrato, treonato.

Não consigo fazer exercícios físicos

O exercício físico e o jejum intermitente são muito úteis e compatíveis. Já esclarecemos esse mito anteriormente. Você deve começar com exercícios moderados, durante cerca de vinte a trinta minutos. À medida que se sentir mais confortável e confiante, quando seu

corpo descobrir que a gordura é uma excelente forma de recrutar energia, aumente o tempo e a intensidade do treino.

Se quiser intensificar a perda de gordura, introduza o HIIT (treino intermitente de alta intensidade). Esse treino consiste em intercalar breves períodos de alta intensidade com períodos de intensidade normal.

Muitos estudos mostram que esse tipo de treino, com exercícios de intensidade moderada a alta, pode induzir, a curto prazo, melhorias na composição corporal em indivíduos com sobrepeso, especialmente na redução da porcentagem de gordura corporal. Os efeitos, tanto em diabéticos como em obesos, são ainda maiores se associados a jejum intermitente e dietas com pouca quantidade de carboidratos.

Conselho

- ✓ No início do jejum intermitente, opte por treinos leves e vá aumentando a intensidade à medida que o seu corpo se ajusta.

Não consigo pensar se não comer

Esse é mesmo um mito muito enraizado, mas a realidade é outra. Surpreenda-se com o poder mágico do jejum e veja como pensa melhor se estiver em jejum. Se tiver essa sensação, beba muita água.

Conselho

- ✓ Beba água mineral.

Comer fora de casa é um problema
Até nessa questão o jejum intermitente é prático e adaptável. Quando você está fora de casa, é mais fácil encontrar restaurantes onde pode fazer convenientemente a sua refeição principal.

A grande dificuldade quando estamos fora de casa são as pequenas refeições, como lanches, *snacks* etc. Propomos que nesses dias você faça apenas duas refeições principais, dentro de sua janela de alimentação, e elimine as pequenas refeições e *snacks*. Substitua-as por águas e chás ou leve consigo um pedaço de fruta e uns frutos secos ou um *snack* cetogênico. Confira as receitas que ensinamos no capítulo anterior.

Conselho

- ✓ Carregue sempre uma garrafa d'água.
- ✓ Leve consigo um *snack* saudável.

O jejum intermitente não funcionar
Se o jejum intermitente não der resultados é porque você não consegue fazer um verdadeiro jejum e, por qualquer razão, está ingerindo algum tipo de alimento. Muitas vezes, apelar para chicletes corta o jejum, em decorrência do açúcar "escondido". Essa é uma situação frequente, pois o chiclete dá erroneamente uma sensação de "maquiar" a fome.

Mastigar uma pastilha pode quebrar o seu jejum quase instantaneamente se ela contiver açúcar ou algum tipo de aditivo alimentar. Se em sua composição houver algum edulcorante, haverá disparo de insulina. Mesmo que conste na embalagem a informação "sem açúcar", assegure-se de que suas balinhas não têm nenhum adoçante artificial.

Conselho

- ✓ Pense que o jejum intermitente funciona com todas as pessoas.
- ✓ Verifique se está ingerindo açúcar "escondido".

Se precisar tomar algum medicamento em jejum
Alguns medicamentos são agressivos para o estômago, devendo, por isso, ser tomados junto com alimentos. Converse com o seu médico e proponha tomar os medicamentos mais agressivos no almoço ou no jantar. Alguns deles, como a aspirina ou anti-inflamatórios, podem ser tomados em sua primeira refeição. Se não for possível, você pode optar pelo caldo de ossos ou um suco com legumes de folhas verdes e limão.

Apesar de comprometer um pouco o jejum, esse recurso pode ajudar a superar os efeitos secundários gástricos de alguns químicos. Mas a boa notícia é que a maioria das pessoas que inicia o jejum intermitente consegue libertar-se de anti-inflamatórios e cortisona, os mais agressivos para o estômago.

Muitos suplementos alimentares podem ser tomados em jejum, exceto, por exemplo, os lipossolúveis, como vitaminas A, D, E, K, ômega 3, onagra, borragem, entre outros, que devem ser ingeridos com as refeições.

Não consigo dispensar meu café da manhã
O café da manhã é a refeição favorita de muitas pessoas. Se for esse o seu caso, você pode tomá-lo um pouco mais tarde e dispensar o jantar ou substituí-lo por um lanche tardio, de modo a respeitar o seu período de jejum.

Muitas pessoas adoram as vitaminas funcionais que tomam no café da manhã, nas quais aproveitam para adicionar todos os

superalimentos. É uma excelente opção. Não abandone seus *smoothies*. Você pode incluí-los antes do almoço, do jantar ou do lanche.

» Truques para ter sucesso

Confira a seguir quatro truques fundamentais para não ter fome e usufruir ao máximo das vantagens do jejum intermitente:

1. Alimentar-se muito bem – Faça uma refeição principal, pois ela é fundamental para que você não sinta fome, um pequeno *snack* e outra refeição rápida, todas concentradas no período em que se alimenta. Introduza proteína, conforme explicado anteriormente, muitos legumes e muita gordura saudável. Tome uma sopa e coma um prato principal. A gordura é altamente saciante, permitindo que você fique sem fome por mais tempo, e deve ser o macronutriente em maior quantidade. Introduza alguns carboidratos integrais, como arroz integral ou leguminosas. Evite carboidratos de absorção rápida, de modo a manter níveis de glicemia mais constantes e evitar picos de fome mais tarde. Contudo, se o seu objetivo for perder peso, adote uma alimentação cetogênica ou *low-carb*. Não faça a refeição principal muito tarde, pois você só deve dormir a partir de três horas após ter comido.
2. Começar por períodos de jejum mais curtos – Inicie o jejum por períodos de 12 horas, por exemplo, e vá progredindo aos poucos. A maioria das pessoas habitua-se facilmente e, passados alguns dias, já consegue jejuar de 16 a 18 horas.
3. Entender a sensação de fome – Este talvez seja o ponto mais importante. Infelizmente, estamos habituados a estar sempre de estômago cheio, por isso associamos fome à sensação de falta de comida no estômago. É muito importante entender a fome. Perceber se não se trata apenas de uma sensação de "buraco" no estômago, ou sede, cansaço, vontade de dar

um tempo na tarefa que estamos desempenhando... Muitas sensações se confundem com a fome, e é necessário interpretá-las corretamente.
4. A refeição que quebra o jejum – Essa é a refeição mais importante para ter ainda mais sucesso com o jejum intermitente. Modere ou elimine a ingestão de carboidratos. Se desejar, você pode, quinze minutos antes da refeição que quebra o jejum, tomar uma colher de óleo de coco, comer um ovo cozido, beber um chá ou mesmo sua vitamina funcional. É uma maneira muito eficaz de controlar o apetite após tantas horas sem comer e ajuda a não exagerar nessa refeição que quebra o jejum.

» **Lembre-se**

- Se possível, faça o BioReset21Dias® antes dos primeiros jejuns e duas vezes no ano (na primavera e no outono). Ou, como alternativa, limite a ingestão de carboidratos uma semana antes do primeiro jejum.
- Inicie durante a semana, nos dias em que trabalha, porque estará mais ocupado e menos propenso a ficar pensando na comida.
- Limpe a despensa de casa e a encha apenas com os alimentos permitidos.
- Tenha água sempre à mão.
- O caldo de ossos deve ser feito em boa quantidade e armazenado de modo que você possa aquecê-lo com facilidade. Beba mais caldos durante os primeiros dias, pois ajudam muito a tirar a sensação de fome.
- O ideal é incluir apenas o caldo de ossos em jejuns mais prolongados.

- ✓ Converse com o seu corpo e peça-lhe que utilize a gordura acumulada. Tenha paciência, porque ele vai se habituar, e a sensação de fome desaparecerá.
- ✓ Ajude o seu corpo a mudar! Não fique o tempo todo oferecendo-lhe comida, mas água, chás e infusões naturais.
- ✓ Você também pode oferecer uma boa conversa! Conte uma história ou oferte amor.
- ✓ Faça passar uma corrente energética dentro do seu corpo. Aproveite os períodos de jejum para, por meio da respiração profunda e com muita concentração, preencher todo o seu corpo pouco a pouco com luz e energia.
- ✓ Utilize palavras que curam: amor, compaixão e gratidão são as mais poderosas.

//
12. Como avaliar se o jejum está funcionando

Apesar de o jejum intermitente ser eficaz e benéfico para praticamente todas as pessoas e estar vinculado à melhoria clara dos indicadores de saúde, é importante avaliar o impacto que essa prática tem sobre si e sobre o seu corpo. Para isso, apresentaremos neste capítulo algumas ferramentas que lhe serão muito úteis.

É claro que, quando iniciamos alguma alteração no modo como vivemos, a mudança tende a refletir-se imediatamente em nosso corpo. Isso nós todos sabemos, porque sentimos. Mas, muitas vezes, é difícil quantificar as melhorias, perceber a evolução e identificar se é necessário fazer alguma correção.

O jejum intermitente induz grandes alterações metabólicas benéficas, como temos visto, mas nada melhor do que confirmar em nosso caso particular. Como somos todos diferentes, reagimos também com respostas distintas às alterações introduzidas, por isso cada caso deve ser analisado individualmente.

Quantificar as alterações é fundamental para corrigir estratégias e definir mais assertivamente qual o esquema de jejum intermitente que mais se adéqua ao seu caso.

Para conseguirmos uma boa avaliação, podemos utilizar questionários, análises clínicas de alguns parâmetros bioquímicos e medições antropométricas.

12.1. QUESTIONÁRIOS

A forma mais fácil, rápida e barata de avaliar a nossa saúde e, nesse caso, o impacto do jejum, consiste na utilização de questionários. Para isso, responda a todas as perguntas propostas no questionário a seguir. Você deve efetuar essa avaliação antes e cerca de trinta dias após a adoção regular de períodos de jejum no seu dia a dia.

Atribua então uma pontuação a cada pergunta, de acordo com os critérios identificados a seguir. Some todos os pontos e divida por 30 (número total de perguntas). Compare o valor antes do primeiro jejum e três meses após a introdução dessa prática.

Nunca........................ 0
Raramente 1
Algumas vezes 2
Frequentemente........ 3

	Perguntas	Pontuação	
		Antes do JI	Depois do JI
1	Tenho alergias.		
2	Tenho eczemas na pele.		
3	Sofro de perturbações crônicas de ORL (otorrinolaringologia).		
4	Sofro de bronquite ou alergias respiratórias.		
5	Sinto fragilidade imunitária.		
6	Ardor no estômago. Diarreia.		
7	Constipação.		
8	Inchaço abdominal.		

9	Dores de barriga.		
10	Má digestão.		
11	Dores articulares.		
12	Após uma refeição abundante, sofro de dores de cabeça.		
13	Tenho cãibras e/ou dores reumatismais e tendinosas.		
14	Tenho inflamações crônicas.		
15	Sinto dores musculares e/ou espasmos.		
16	Sofro de enxaquecas frequentemente.		
17	Sinto cansaço sem motivo.		
18	Alterações do sono, acordo entre 1-3h sem razão aparente.		
19	Acordo com olheiras e cor de pele estranha.		
20	Tenho mau hálito ou a língua pastosa.		
21	Vontade de comer doces.		
22	Falta de energia ao acordar.		
23	Irritabilidade.		
24	Vontade de dormir no meio do dia.		
25	Vontade de petiscar durante o dia.		
26	Pouca concentração e memória.		
27	Edema nos membros inferiores.		
28	Dificuldade em adormecer (demorar mais do que uma hora para adormecer).		

29	Cintura abdominal – VER TABELA.		
30	IMC – VER TABELA.		

Cintura abdominal: Mulheres	Cintura abdominal: Homens
Abaixo de 84 cm _____ 0	Abaixo de 102 cm _____ 0
Entre 85 e 88 cm _____ 1	Entre 103 e 108 cm _____ 1
Entre 89 e 92 cm _____ 2	Entre 109 e 112 cm _____ 2
Acima de 92 cm _____ 3	Acima de 113 cm _____ 3

IMC – Como calcular: Peso (kg)/Altura (m)^2

Como alternativa, você pode utilizar uma calculadora de IMC disponível on-line.

Abaixo de 25 _____ 0   Entre 30 e 35 _____ 2
Entre 26 e 29 _____ 1   Acima de 35 _____ 3

» **Resultados**

- ✓ Some toda a pontuação e divida por 30.
- ✓ Verifique a diferença de pontuação antes e depois de introduzir a prática de jejum.
- ✓ Se os seus valores forem:

- Até 1 = Normal, não há necessidade de preocupação.
- De 1,1 até 1,5 = Desequilibrado. O jejum intermitente é fundamental. Você precisa fazer alterações em sua vida.
- Acima de 1,6 = Muito desequilibrado. O seu terreno é propício a doenças.

Mais à frente, você encontrará sugestões para um plano anual de correção alimentar, de acordo com os valores obtidos neste questionário em relação à sua condição física, doenças, fatores de risco e medidas antropométricas.

12.2. ANÁLISES CLÍNICAS

O quadro seguinte enumera algumas análises clínicas importantes para avaliar a evolução da sua saúde e o impacto da introdução do jejum intermitente.

Esta é apenas uma sugestão que, evidentemente, você deverá validar com o seu médico.

Valores analíticos	Antes do jejum intermitente	Três meses após a introdução regular do jejum intermitente
Colesterol total		
HDL		
LDL		
Glicose		
PCR us		
Insulina		
HbA		
HOMA-IR		
Triglicerídeos		
Homocisteína		
CT/HDL		
LDL/HDL		

12.3. PESO E AVALIAÇÃO ANTROPOMÉTRICA

Além de monitorar o peso, é ainda mais importante perceber o que acontece à sua composição corporal cerca de três meses após o início do jejum intermitente.

Para isso, é necessária uma balança especial que possa medir ao menos os valores de massa gorda e músculo. Essas balanças utilizam uma técnica de bioimpedância para determinar tais valores.

Se você respeitar o jejum durante algumas semanas, começará a verificar uma inversão de sua composição corporal. É por essa razão que, para avaliarmos o impacto do jejum intermitente, é interessante ir medindo a porcentagem ou o peso de massa magra e a porcentagem de gordura, além do peso total ou o índice de massa corporal (IMC).

	Antes do jejum	Após o jejum
Peso		
IMC		
% massa gorda		
% ou peso de massa magra		
Circunferência abdominal		
Gordura visceral		
Pressão arterial		

Exemplo das análises de AR, de 62 anos, antes e depois de três meses de jejum intermitente regular e correção alimentar.

Valores analíticos	Antes do jejum intermitente	Depois de três meses de jejum intermitente (18-6)
Colesterol total	280	230
HDL	32	82
LDL	206	124
Glicose	120	92
PCR us	1,2	0,7
Insulina	18	9
HbA	5,9	5,6
HOMA-IR	2,5	1,2
Triglicerídeos	210	121
Homocisteína	14	12
CT/HDL	8,75	2,80
LDL/HDL	6,43	1,51

» **Sugestão para um programa alimentar anual**

De acordo com as suas respostas aos questionários e a sua condição física e emocional, identifique qual grupo mais se ajusta ao seu caso e inicie o programa anual correspondente.

Grupo 1

Com pontuação no questionário anterior inferior ou igual a 1. Pessoas saudáveis, sem fatores de risco, que praticam atividades físicas regularmente e têm medidas antropométricas dentro dos valores normais.

A proposta seria:

✓ Comer bem e de maneira saudável durante o ano, de acordo com as regras estipuladas no capítulo 8.

- ✓ Introduzir jejuns diários de 12 a 18 horas. A escolha do número de horas sem comer depende da avaliação individual de cada pessoa. Um ciclo duas vezes por ano de dieta que imita o jejum (FMD).
- ✓ Dois programas de limpeza do organismo (no outono e na primavera). Você pode coincidir o programa de limpeza com os cinco dias da dieta que imita o jejum.

Grupo 2

Com pontuação no questionário anterior entre 1,1 e 1,5. Pessoas sem uma doença específica, mas com fatores de risco e/ou medidas antropométricas desajustadas.

Dentro desse grupo, existem duas hipóteses:

1. Pessoas com peso normal e apenas um fator de risco (diabetes, câncer, doenças cardiovasculares ou outras, análises sanguíneas com valores fora dos parâmetros sem influência de medicação).

A proposta seria:

- ✓ Comer bem e de maneira saudável durante o ano, de acordo com as regras estipuladas no capítulo 8.
- ✓ Jejuns intermitentes diários entre 14 e 18 horas e/ou de 24 horas.
- ✓ Um ciclo de cinco dias de FMD uma vez a cada três meses. Dois programas de limpeza do organismo por ano (no outono e na primavera). Você pode coincidir o programa de limpeza com os cinco dias da dieta que imita o jejum.

2. Pessoas sem fatores de risco aparente, mas com medidas antropométricas desajustadas, dietas desequilibradas e não fisicamente ativas e/ou com análises sanguíneas com valores fora dos parâmetros (sem influência de medicação).

A proposta seria:

- ✓ Jejuns intermitentes diários entre 14 e 18 horas e/ou de 24 horas.
- ✓ Um ciclo de cinco dias de FMD uma vez a cada quatro meses.
- ✓ Dois programas de limpeza do organismo por ano (no outono e na primavera).
- ✓ Introduzir a dieta *low-carb* ou cetogênica com a frequência ajustada ao peso que se deseja perder.

Grupo 3

Com pontuação no questionário anterior acima de 1,6. Portadores de doenças, risco de diabetes, câncer, doenças cardiovasculares, neurodegenerativas, autoimunes ou obesidade com IMC > 30.[23]

A proposta seria:

- ✓ Jejuns intermitentes diários entre 14 e 18 horas e/ou de 24 horas ou 48 horas.
- ✓ Um ciclo de cinco dias de FMD uma vez por mês e ir espaçando à medida que os sintomas ficarem mais controlados.
- ✓ Dois programas de limpeza do organismo por ano (no outono e na primavera).
- ✓ Introduzir a dieta *low-carb* ou cetogênica com a frequência ajustada ao peso que se deseja perder.

---

23 As pessoas incluídas neste grupo devem ser acompanhadas por profissionais de saúde formados na área.

Conclusão

O jejum é, sem sombra de dúvida, uma peça decisiva no quebra-cabeça da longevidade e do envelhecimento saudável.

Nos dias de hoje, felizmente há muitas informações sobre a maneira como os nutrientes podem ativar ou silenciar genes que expressam determinadas doenças e o envelhecimento precoce. Sabemos exatamente quais são os genes que devem manter-se silenciados ou ativados para não induzirem doenças, bem como quais os alimentos responsáveis pela regulação genética.

Também já se conhecem alguns mecanismos por meio dos quais o corpo consegue curar a si próprio. É fundamental aplicar esse conhecimento científico em nosso dia a dia.

Tenho trabalhado com centenas de doentes acometidos por inflamações crônicas, dores, síndrome metabólica, doenças autoimunes e outras patologias. As pessoas que já têm doenças usufruem muito do equilíbrio do terreno metabólico e com a determinação da alimentação e dos nutrientes de acordo com o seu perfil genético.

O trabalho em paralelo com o médico permite uma recuperação mais rápida, eficaz e um envelhecimento mais saudável. É possível equilibrar o terreno e implementar uma alimentação e um modo de vida que condicionam a expressão das doenças. É de suma importância introduzir essas pequenas intervenções personalizadas, que promovem uma "magia" no decurso da doença e no aumento

da longevidade com qualidade de vida, uma vez que interferem diretamente nos mecanismos celulares que conduzem à doença.

Em resumo, para se manter jovem e saudável, é fundamental controlar a sua genética, reduzir a inflamação crônica, manter um intestino saudável e um sistema imunológico eficiente.

Tenha atenção a esses cinco fatores determinantes na doença e no aumento da longevidade:

- ✓ A alimentação, de acordo com as regras apresentadas ao longo deste livro, com os nutrientes certos que podem controlar a expressão dos seus genes, evitar as doenças e prolongar a sua vida, permitindo que você envelheça de maneira saudável.
- ✓ A redução da exposição a todos os tipos de tóxicos intimamente relacionados com o envelhecimento e com as doenças que mais prevalecem atualmente.
- ✓ O controle das radiações eletromagnéticas, especialmente com a aproximação do 5G, que inevitavelmente será devastador e impulsionará muitas doenças, notadamente alguns tipos de câncer.
- ✓ A identificação de infecções por microrganismos que silenciosamente alteram e perturbam o sistema imunológico e que cada vez mais estão correlacionados a doenças autoimunes, cânceres, inflamações crônicas ou alergias, entre outras doenças.
- ✓ A falta de exercícios físicos adequados e o sedentarismo em que vivemos são provavelmente algumas das principais causas de doenças. A mente comanda o corpo e, nesse sentido, deve estar equilibrada. As emoções, a atitude positiva, a qualidade do sono, a meditação, a yoga e o exercício físico são alguns dos hábitos saudáveis que você deve cultivar para que sua mente comande adequadamente o seu corpo.

Os períodos longos de jejum e a introdução de alguns ciclos por ano de dieta que imita o jejum, em conjunto com o controle dos fatores anteriormente descritos, contribuirão definitivamente para o seu bom envelhecimento e lhe permitirão manter-se jovem e saudável.

Receitas

Pode parecer um pouco estranho que um livro sobre jejum intermitente inclua um capítulo contendo receitas. Mas, agora que você já conhece muito sobre o assunto, sabe que podemos prolongar os efeitos do jejum se optarmos por uma alimentação cetogênica.

Como vimos anteriormente, o jejum intermitente é um regime alimentar muito pobre em carboidratos, porém rico em gordura. Assim, seguem algumas sugestões de receitas que enfatizam os sabores e nos remetem a uma alimentação *gourmet* e até mesmo um pouco sofisticada.

Para a elaboração deste capítulo, contamos com a fantástica colaboração dos excelentes profissionais que integram a equipe das Clínicas Viver, com quem trabalhamos há vários anos.

Todas as receitas são muito simples e de fácil execução, e são indicadas até para quem não sabe ou não está habituado a cozinhar.

Delicie-se então com essas sugestões e não se preocupe, porque todas elas podem ser adaptadas a regimes cetogênicos. São, portanto, pratos quase isentos de açúcar e de carboidratos, com pouca concentração proteica e muito conteúdo em gordura saudável, que viabilizam o metabolismo cetogênico e a produção de corpos cetônicos.

Para auxiliá-lo na execução das receitas, todas elas contêm comentários e acompanham dicas práticas, para que tudo dê certo! Por vezes, pequenos pormenores inviabilizam grandes receitas.

Testemunho

Eu tinha uma resistência enorme ao jejum. Achava que sentiria uma fome insuportável. Mas resolvi tentar, de uma maneira gradual, aumentando os intervalos aos poucos. Depois fui percebendo qual seria o melhor momento do dia para mim. Beber uma infusão durante esse período de jejum me ajudou a não sentir fome nenhuma! Meu esquema preferido é almoçar até as 13 horas e depois tomar o meu desjejum às 8 da manhã. São incontáveis os benefícios, sinto-me desinchada, durmo bem, a minha digestão melhorou muito, tive perda de peso.

Mariana Kron

Queijo de tremoço – Tão verdadeiro que até derrete!

Ingredientes

- ⅓ de xícara de castanha de caju W1 (52 g)
- ⅔ de xícara de tremoços sem casca (120 g)
- 2 ½ xícaras de água (600 ml)
- ¾ de colher de chá de páprica doce
- ¼ de colher de chá de alho em pó
- ¼ de colher de chá de mostarda em pó
- ½ colher de chá de polvilho azedo peneirado
- 1 colher de chá de azeite de oliva (5 ml)
- Suco de meia lima (15 ml)
- 1 colher de sopa de ágar-ágar (6 g)
- Flor de sal a gosto

Modo de preparo

Deixe as castanhas de molho em água por ao menos 12 horas.
Despreze a água onde ficaram de molho e lave-as bem.
Bata os tremoços sem casca com as castanhas e a água, utilizando um liquidificador potente ou um processador de alimentos.
O líquido deverá ficar liso. Caso o seu aparelho não seja muito potente e o líquido fique com pequenos grãos, basta coar em peneira fina.
Coloque então o leite obtido para ferver junto com a páprica, o alho, a mostarda (ou outros temperos de sua preferência), o suco da lima, o azeite e o sal.
Assim que a mistura estiver fervendo, acrescente o polvilho, mexendo vigorosamente com um fouet. Espere retomar a fervura e acrescente o ágar-ágar, dessa vez mexendo por exatos 5 minutos (utilize um cronômetro). É importante ferver durante esse tempo para ativar o ágar-ágar.

Despeje esse preparado numa forma de sua preferência e leve ao congelador por pelo menos 8 horas.

Você pode congelar o queijo já ralado ou estender a massa ainda quente sobre uma folha de papel vegetal ou tapete de silicone, espalhando a uma espessura de 2 mm, esperar esfriar (15 minutos) e cortá-la como se fosse uma fatia de cheddar!

Dicas e sugestões

Rendimento: 500 g.

O queijo pode ser congelado durante 2 meses (nesse caso, congele-o já fatiado ou ralado).

Receita cedida por Mariana Kron

O meu maior desafio gastronômico foi a minha filha, que é bastante alérgica à caseína e ao glúten. Como chef gastronômica clássica e de cozinha francesa que sou, achava quase impossível cozinhar sem leite e seus derivados e sem farinha.

As minhas pesquisas me levaram a um universo totalmente novo e de muito sabor! Hoje cozinho atendendo não somente às necessidades da minha filha, mas de muitos clientes, desmistificando o alimento de uma dieta restritiva para um prato delicioso e que agrada a todos!

Mariana Kron

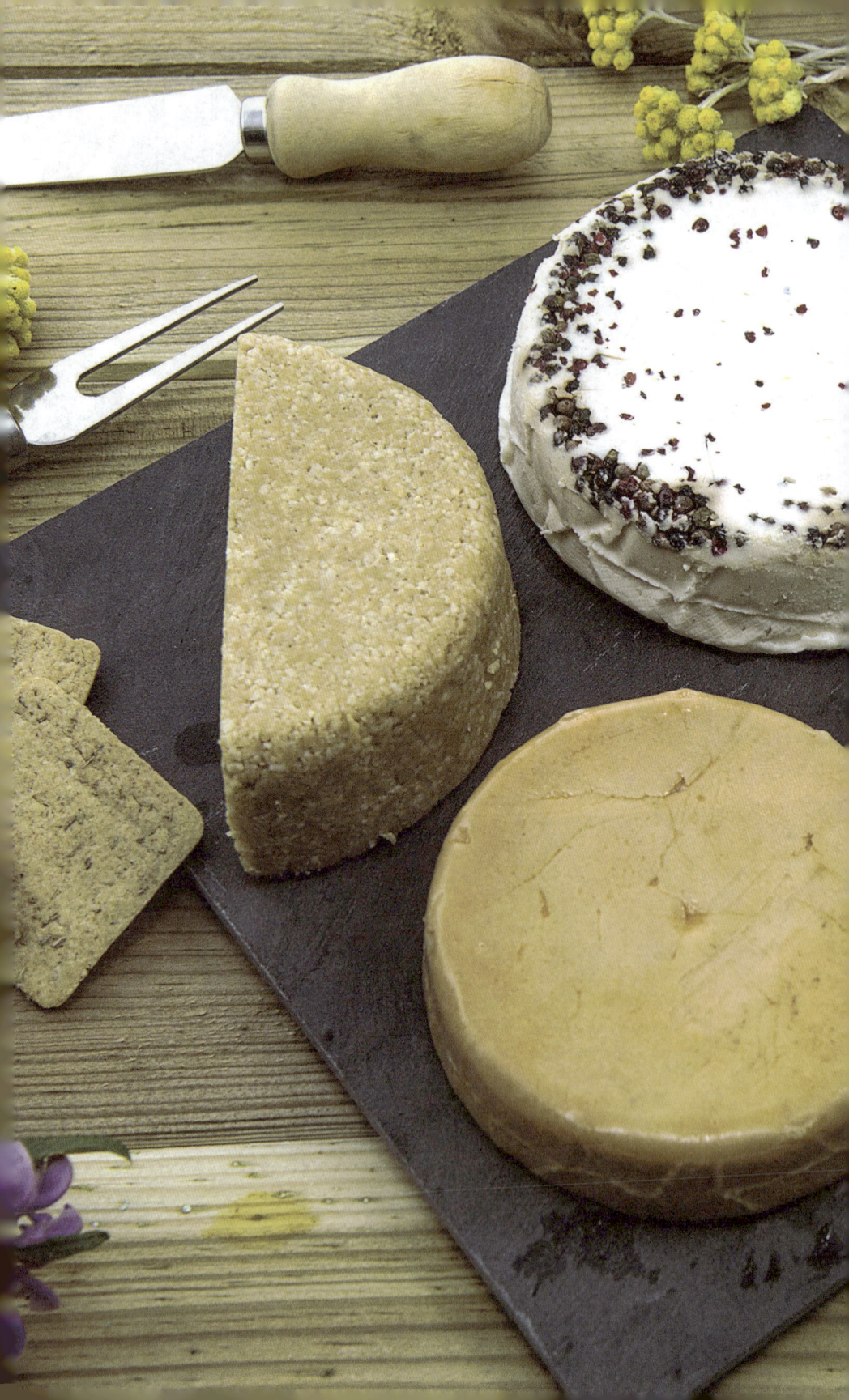

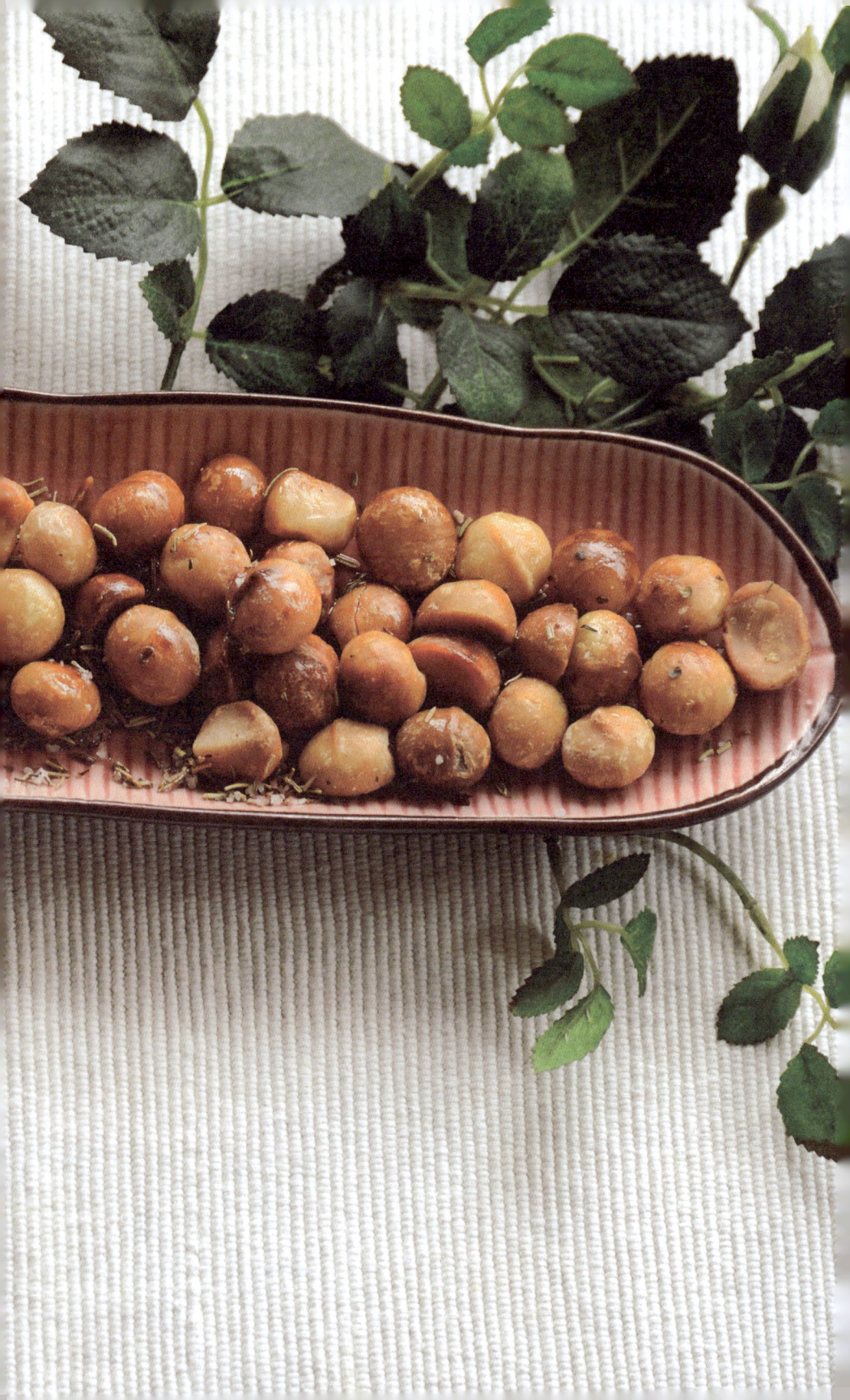

Macadâmias no forno com ervas

Ingredientes

- Macadâmias
- Sal de Guérande ou flor de sal
- Ervas de Provence

Modo de preparo

Tempere as macadâmias com sal e ervas e coloque-as no forno. Utilize o forno bem quente e vá virando as macadâmias de vez em quando para tostarem levemente e de modo uniforme. Utilize um temporizador, porque, como acontece com qualquer outro fruto seco, a passagem entre tostar e queimar é muito rápida.
Após esfriarem, você pode guardar as macadâmias num frasco devidamente fechado, para que não fiquem moles.

Dicas e sugestões

Sirva como *snack*, entrada ou aperitivo. Fique atento, porque essas macadâmias são altamente deliciosas e viciantes! Se provar uma, não vai mais conseguir parar de comer. Por serem altamente ricas em gordura (mais de 80% do seu conteúdo), são também muito mais saciantes do que qualquer outro fruto seco.

Carpaccio de choco com molho de caju e coentro

Ingredientes

- 1 kg (aprox. para 4 pessoas) de choco limpo
- Flor de sal q.b.
- Pimenta q.b.
- Suco de limão q.b.
- 2 colheres de sopa de sementes de chia
- 1 feixe de coentro

Para o molho:
- 3 colheres de sopa de azeite, 1 mão-cheia de cajus, suco de limão e flor de sal a gosto

Modo de preparo

Tempere o choco com a flor de sal, a pimenta e o suco de limão e cubra com as sementes de chia. Grelhe-o numa chapa bem quente. Depois, raspe as sementes de chia e reserve. Fatie o choco muito fininho, como se fosse carpaccio. Coloque-o num prato e regue com um pouco de azeite com o coentro picado e a chia que serviu para grelhar o choco. Prepare o molho de caju, juntando e batendo bem todos os ingredientes, e sirva-o à parte.

Dicas e sugestões

Você não deve bater o molho por tempo demais, correndo o risco de o caju virar manteiga. Não coloque muito caju. Para uma quantidade razoável de cerca de 100 ml de molho, basta uma mão de cajus. Adicione uma quantidade de azeite três dedos acima do volume do caju. Esse prato é espetacular e muito prático e rápido. Pode também ser feito com vieiras, salmão ou atum. Nesses casos, passe levemente os peixes na chapa, de modo que fiquem muito malpassados. Você pode utilizar uma mistura de sementes, como chia com sementes de abóbora ou linhaça, por exemplo.

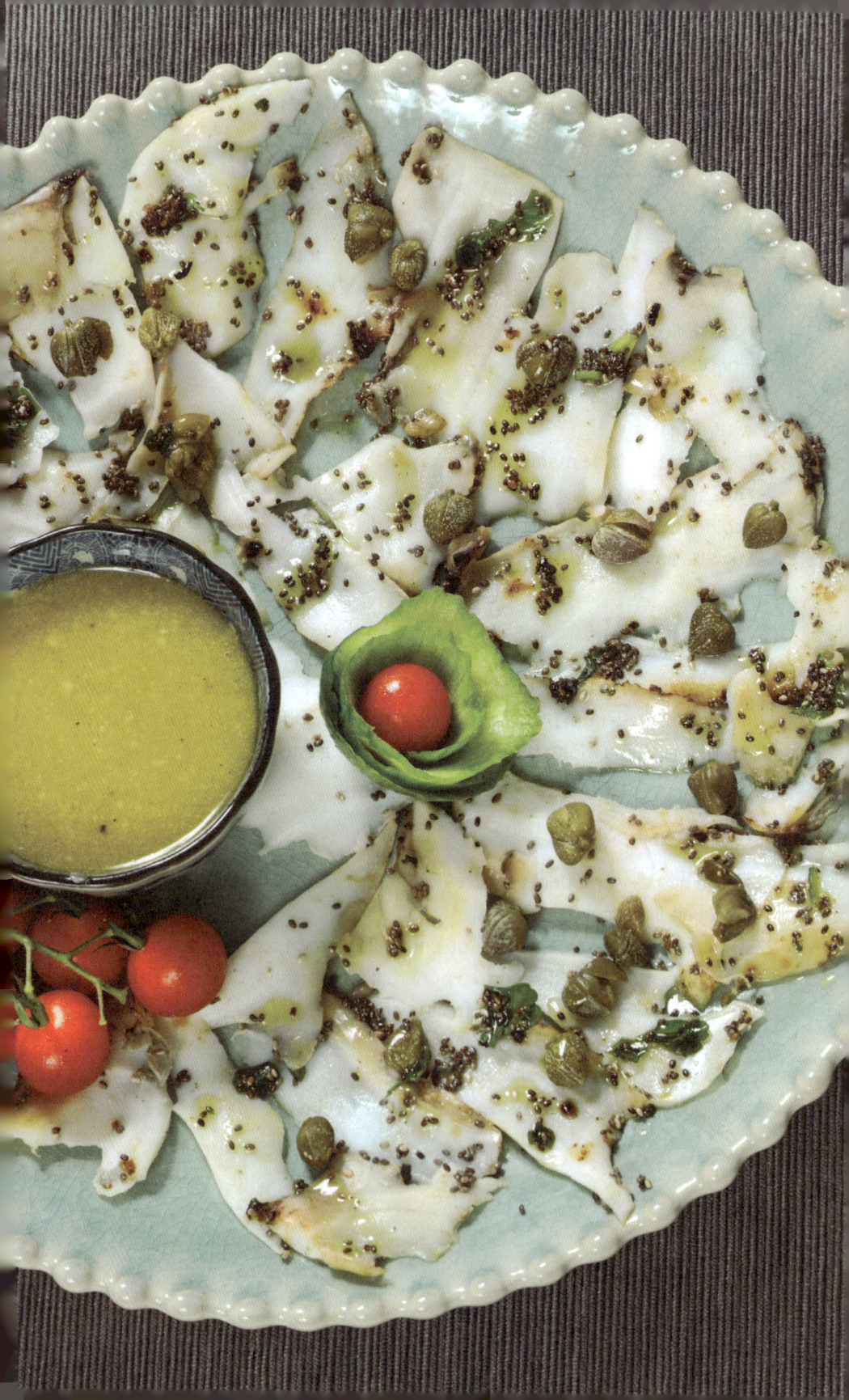

Purê de couve-flor

Ingredientes

- 1 couve-flor média
- Flor de sal q.b.
- 1 raminho de salsa
- Açafrão a gosto
- 1 colher de sopa de manteiga ghee
- Pimenta-preta q.b.
- 1 colher de sopa de queijo emmental ralado
- Suco de limão a gosto

Modo de preparo

Comece cozinhando a couve-flor no vapor (deixe-a *al dente*). Escorra muito bem e coloque-a num processador de alimentos, junto com todos os outros ingredientes. Bata muito bem e ajuste o sabor a gosto.

Dicas e sugestões

Se você não escorrer bem a couve-flor e/ou se cozinhá-la demais, o purê ficará mais líquido.
Tempere bem, para que o sabor da couve-flor não se sobressaia. Você pode não acrescentar salsa, deixando o purê mais amarelinho. Como alternativa, adicione os ingredientes de que mais gosta.
Esse purê funciona muito bem como acompanhamento de peixes, carnes ou legumes. Esta mesma receita pode ser utilizada para outros deliciosos purês, como de brócolis, beterraba ou chuchu.

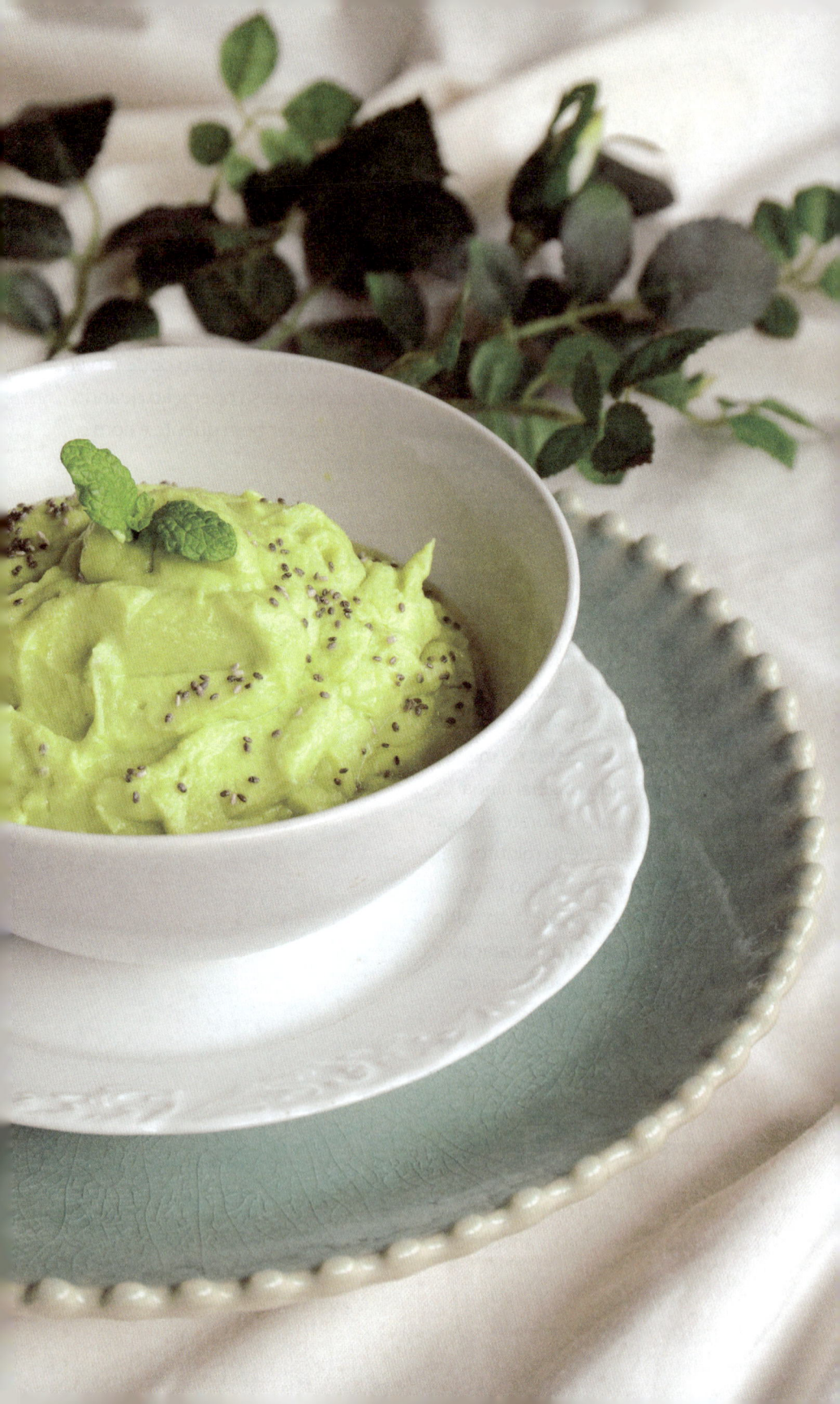

Sopa missô

Ingredientes

- 500 g de shitake e maitake picados
- Gengibre fresco esmagado
- Cebolinha picada a gosto
- Alga wakamé missô (em embalagens de doses individuais de pasta de missô)

Modo de preparo

Prepare o caldo cozinhando os cogumelos picados, o gengibre e a cebolinha. Quando cozido, apague o fogo. Retire algumas conchas do caldo para diluir as pastas de missô e adicione ao caldo original ainda bem quente. À parte, hidrate as algas wakamé por cerca de 10 minutos e corte-as em tirinhas muito finas, adicionando-as em seguida ao caldo com a água utilizada na hidratação. Sirva com coentro picado, pois fica ótimo.

Dicas e sugestões

São necessários aproximadamente 200 ml de caldo e uma embalagem com dose individual de missô em pasta. Não exagere na quantidade da alga wakamé ou de gengibre (este pode sobrepor-se ao sabor se a quantidade for exagerada). Quando adicionar o missô, já não pode ferver. Por isso, faça essa operação quando o caldo estiver bem quente e com o fogo desligado.

Use e abuse dessa sopa. O missô funciona como um prebiótico que alimenta a sua flora intestinal. Aprendi esta receita com a minha grande amiga Ana Celeste Gil. Obrigada!

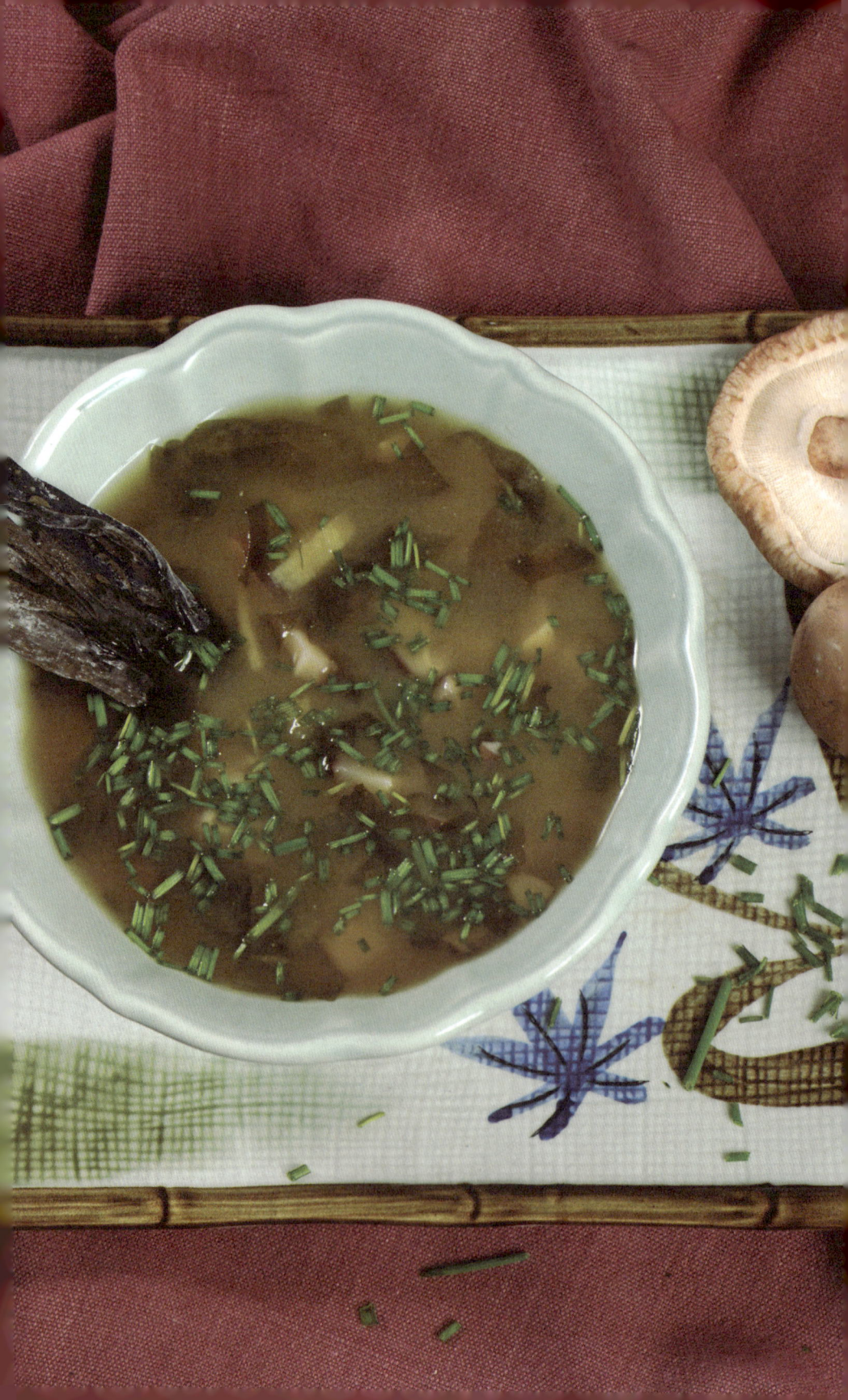

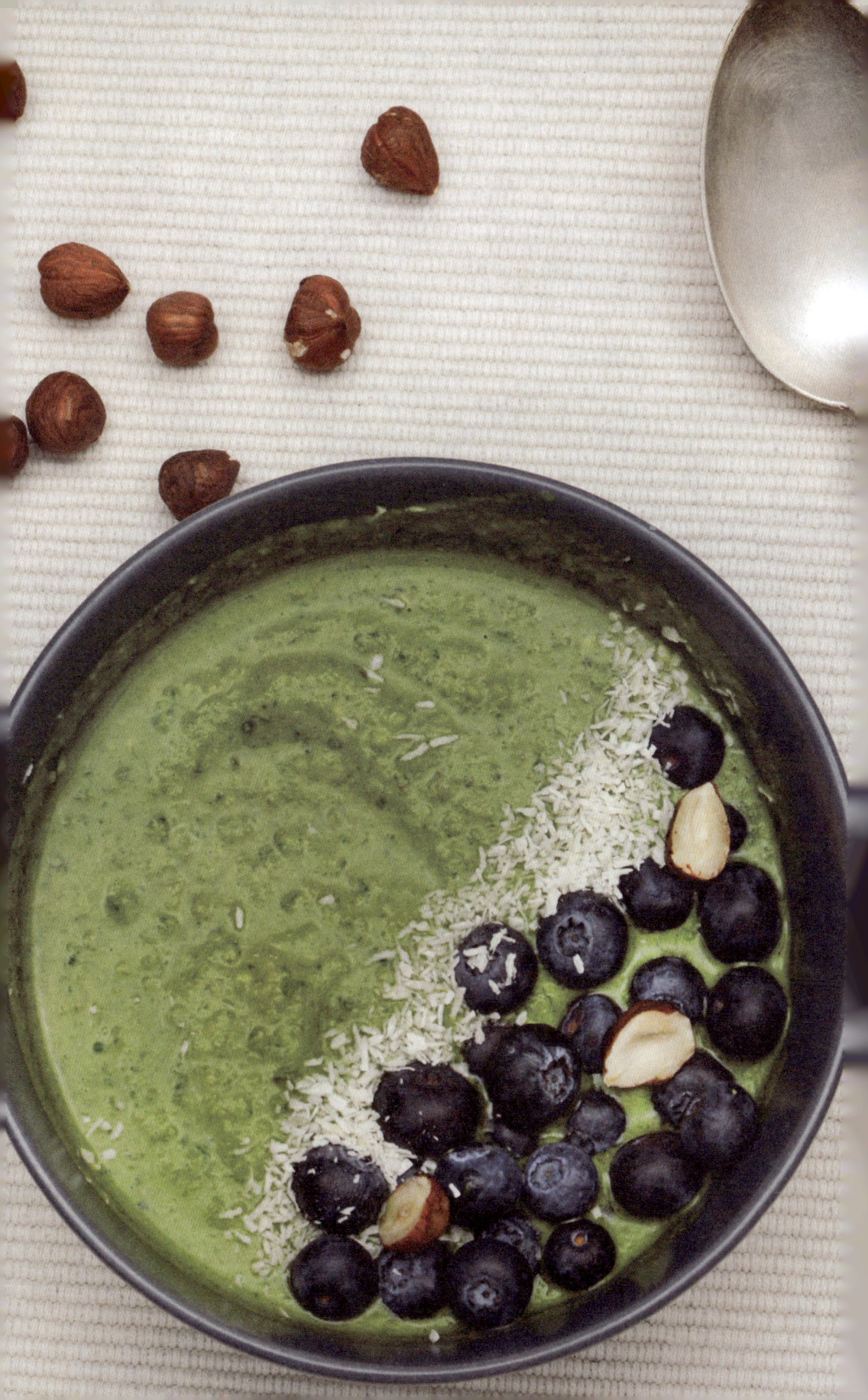

Keto *smoothie* verde

Ingredientes

- 180 ml de água filtrada
- ½ abacate
- 30 g de pepino
- 20 g de espinafre
- 10 g de salsa
- ¼ de lima
- 1 colher de café de *matcha* em pó
- 1 colher de sopa de óleo MCT
- 1 colher medida (incluída na embalagem) de proteína vegetal

Modo de preparo

Adicione todos os ingredientes no liquidificador ou num *mixer* e triture até obter uma bebida cremosa.

Dicas e sugestões

Se não tiver espinafres em casa, utilize outros tipos de folhas, como as de beterraba, acelga ou agrião.

> Olá! Sou a Cláudia Crespo, uma *personal culinary coach*. Acredito que somos o que comemos e no poder dos alimentos naturais para nutrir o corpo, atuando na prevenção de doenças. Em razão de minha paixão por alimentação saudável, iniciei o projeto Cozinha IntegrAtiva, por meio do qual ajudo a pôr em prática hábitos alimentares saudáveis, com um método e um conjunto de técnicas que simplificam a prática de cozinhar em casa com ingredientes verdadeiros.

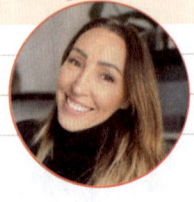

Receita cedida por Cláudia Crespo

Keto *smoothie* antioxidante

Ingredientes

- 120 g de leite de coco em creme
- 50 ml de água filtrada
- 80 g de frutas vermelhas congeladas (amoras, morangos, framboesas)
- 1 colher de sopa de óleo MCT
- 1 colher de chá de maca em pó
- 1 medida incluída na embalagem de colágeno em pó

Modo de preparo

Adicione todos os ingredientes no liquidificador ou no *mixer* e triture até obter uma bebida cremosa.

Dicas e sugestões

Você pode substituir o leite de coco por leite vegetal de amêndoa, certificando-se sempre de que não há açúcar.

Receita cedida por Cláudia Crespo

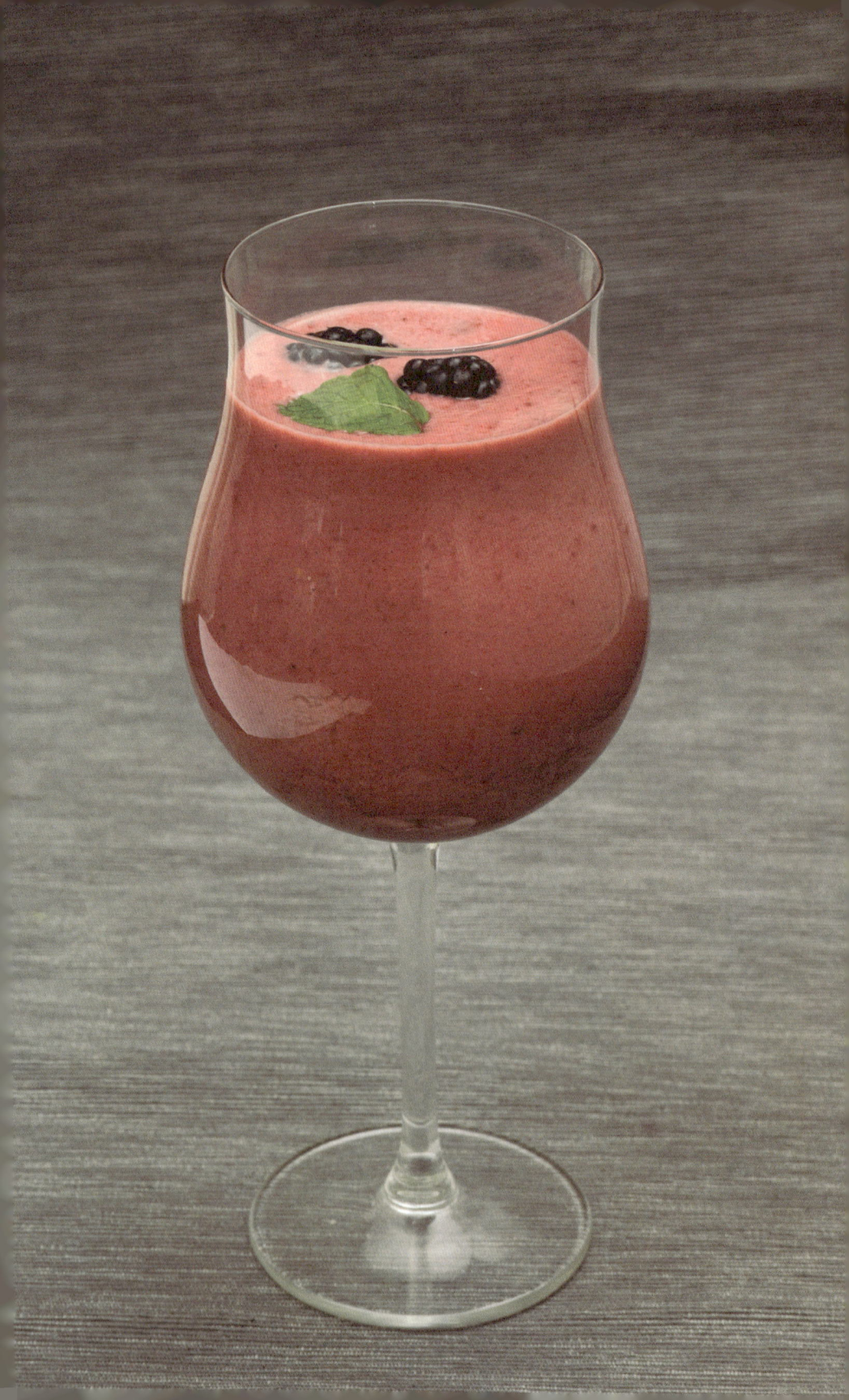

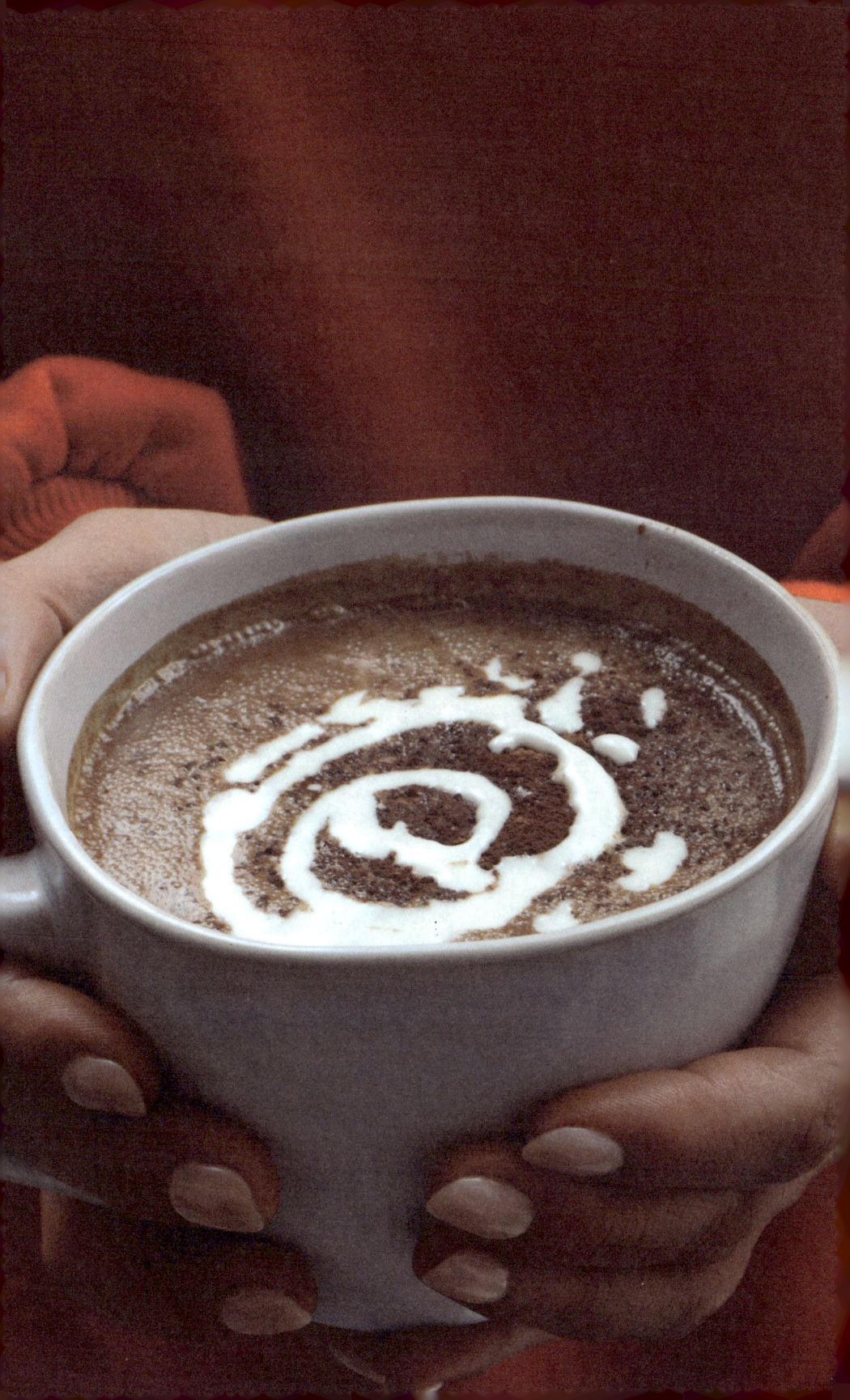

Super *fuel coffee*

Ingredientes

- 200 ml de café fresco de filtro
- 1 colher de sopa de óleo MCT
- 1 colher de sopa de manteiga ghee ou manteiga Bio sem sal
- 1 colher de sopa de cacau cru em pó
- 1 colher de sopa de eritritol
- 1 pitada de sal do Himalaia
- 1 colher de sopa de sementes de cânhamo

Modo de preparo

Comece por moer os grãos de café biológico, depois filtre o café moído com água quente.
Em seguida, adicione todos os ingredientes no liquidificador ou no processador de alimentos, incluindo o café quente, e bata tudo até obter uma bebida cremosa.

Dicas e sugestões

Se você é um amante de café, essa bebida matinal lhe dará um *boost* de energia e foco mental. Triture num liquidificador, para que os ingredientes fiquem bem envolvidos. Aproveite para aquecer um pouco do leite de coco e utilize o batedor de leite para criar espuma. Disponha-a por cima e salpique com um pouco de canela em pó.

Receita cedida por Cláudia Crespo

Pão rápido

Ingredientes

- 3 colheres de sopa de farinha de amêndoa ou 1 colher de sopa de farinha de coco
- 1 colher de sopa de manteiga ghee ou óleo de coco
- 1 ovo grande
- ½ colher de chá de fermento em pó sem glúten

Modo de preparo

Preaqueça o forno a 180 °C.

Numa forma pequena de cerâmica ou de vidro, derreta a manteiga no micro-ondas. Deixe esfriar um pouco.

Adicione a farinha, o ovo e o fermento à manteiga derretida e mexa bem até ficar bem envolvido.

Leve ao forno durante aproximadamente 12 minutos ou até ficar firme e assado.

Dicas e sugestões

Pão de dose única, apresenta uma textura mais fofa quando feito com farinha de amêndoa.

Receita cedida por Cláudia Crespo

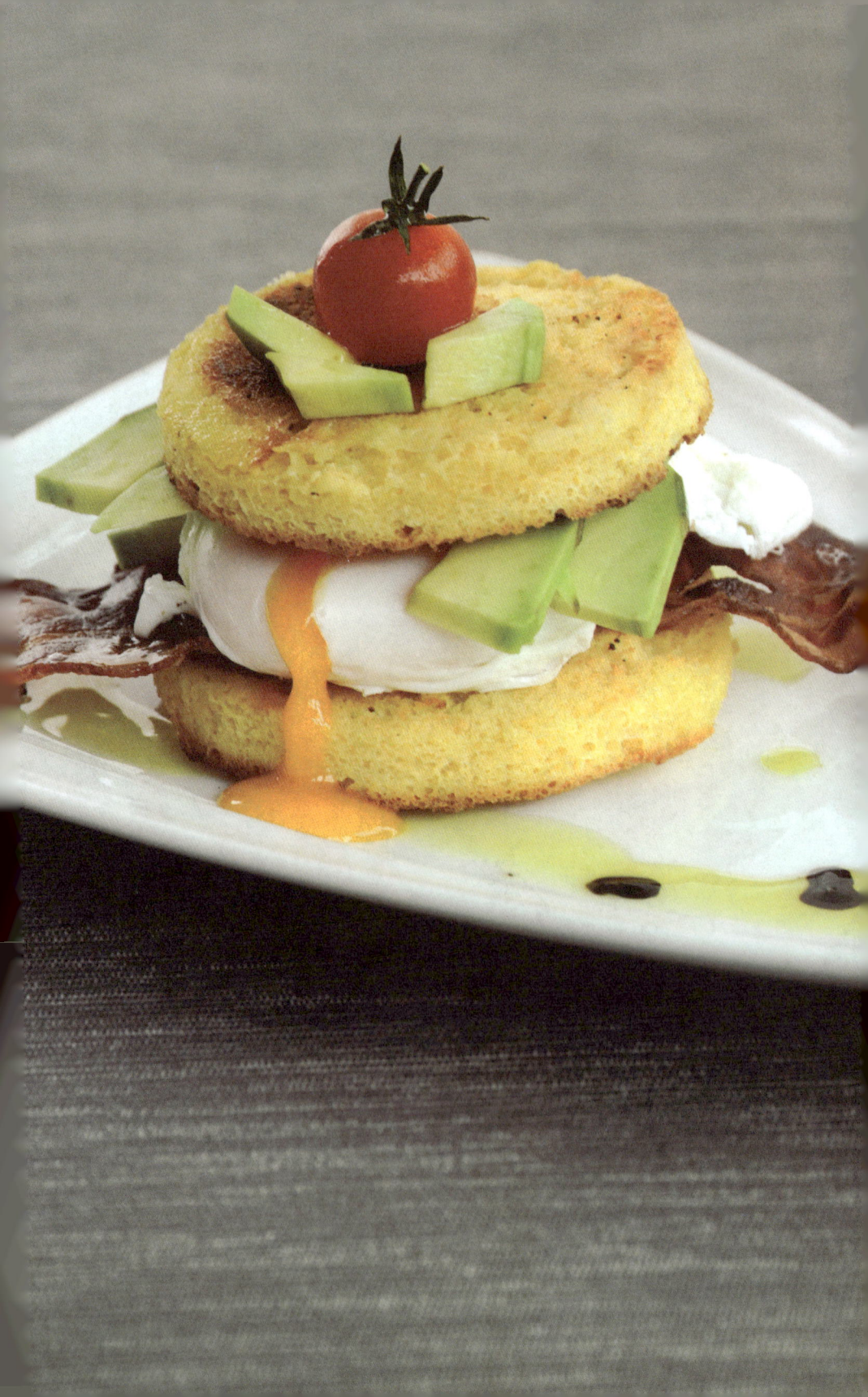

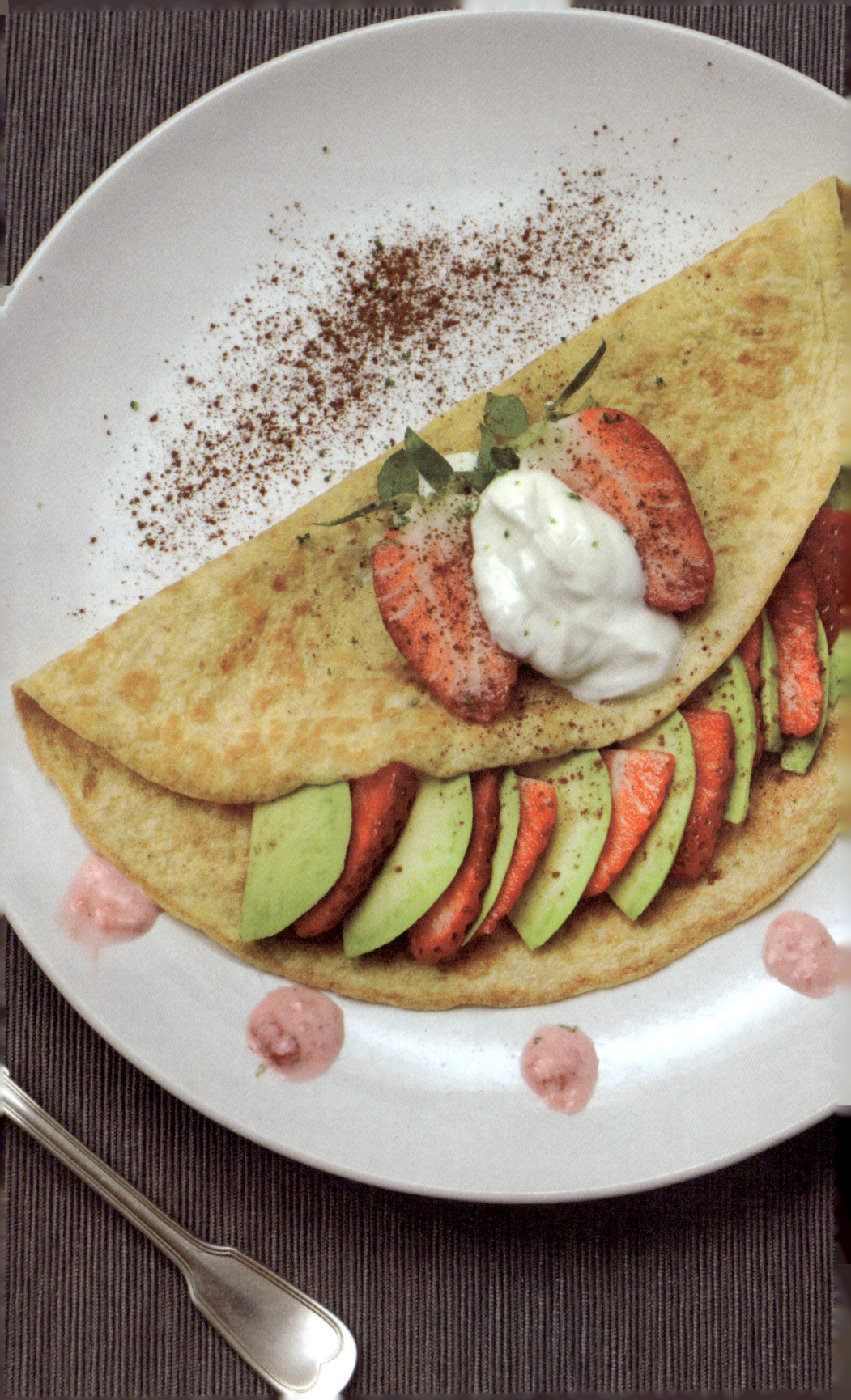

Crepe *low-carb*

Ingredientes

- 1 colher de sopa de farinha de linhaça
- 1 colher de chá de farinha de coco
- 1 ovo
- 2 colheres de chá de leite de coco ou outro leite vegetal à escolha
- 1 colher de café de extrato de baunilha (opcional)
- Sal a gosto

Modo de preparo

Adicione em uma tigela as farinhas com o sal.

Em outra tigela, misture o ovo, o leite vegetal e o extrato de baunilha. Junte os ingredientes secos ao ovo batido e misture bem até ficar incorporado.

Numa frigideira, adicione uma colher de café de óleo de coco.

Aqueça o óleo em fogo médio, girando a frigideira para que o óleo se espalhe uniformemente.

Verta a massa na frigideira quente e gire novamente, para que o preparado se espalhe bem por todo o fundo.

Deixe cozinhar de 1 a 2 minutos. Vire do avesso com uma espátula e deixe cozinhar por mais 1 minuto.

Você pode rechear com purê de abacate, espinafre, morango ou ovo.

Dicas e sugestões

O crepe *low-carb* é simples e versátil, apto para qualquer refeição. Substitua o extrato de baunilha por ervas aromáticas caso deseje um crepe salgado. Você também pode substituir a farinha de coco por 1 colher de sopa de farinha de amêndoa.

Receita cedida por Cláudia Crespo

Omelete verde

Ingredientes (2 omeletes)

- 4 ovos
- 60 g de espinafre
- Salsa
- 30 g de parmesão ralado
- 80 ml de leite de amêndoa
- Sal rosa e pimenta
- 2 colheres de sopa de manteiga ghee

Para o recheio:
- Salmão selvagem do Alasca defumado
- ½ abacate fatiado
- Brotos de brócolis
- Pedaços de queijo feta
- Couve fermentada (chucrute)

Modo de preparo

Adicione todos os ingredientes da massa no liquidificador, com exceção dos ovos, e triture bem até não haver pedaços de espinafre.
Junte os ovos e misture levemente durante alguns segundos.
Numa frigideira antiaderente, junte a manteiga ghee e deixe derreter. Junte metade do preparado na frigideira e cozinhe durante 2 minutos de cada lado.
Desligue o fogo e adicione os recheios numa metade da omelete, cobrindo com a outra metade.

Dicas e sugestões

Caso não tenha espinafre, utilize um ingrediente de sua preferência. Para uma refeição completa, substitua por outros recheios à sua escolha.

Receita cedida por Cláudia Crespo

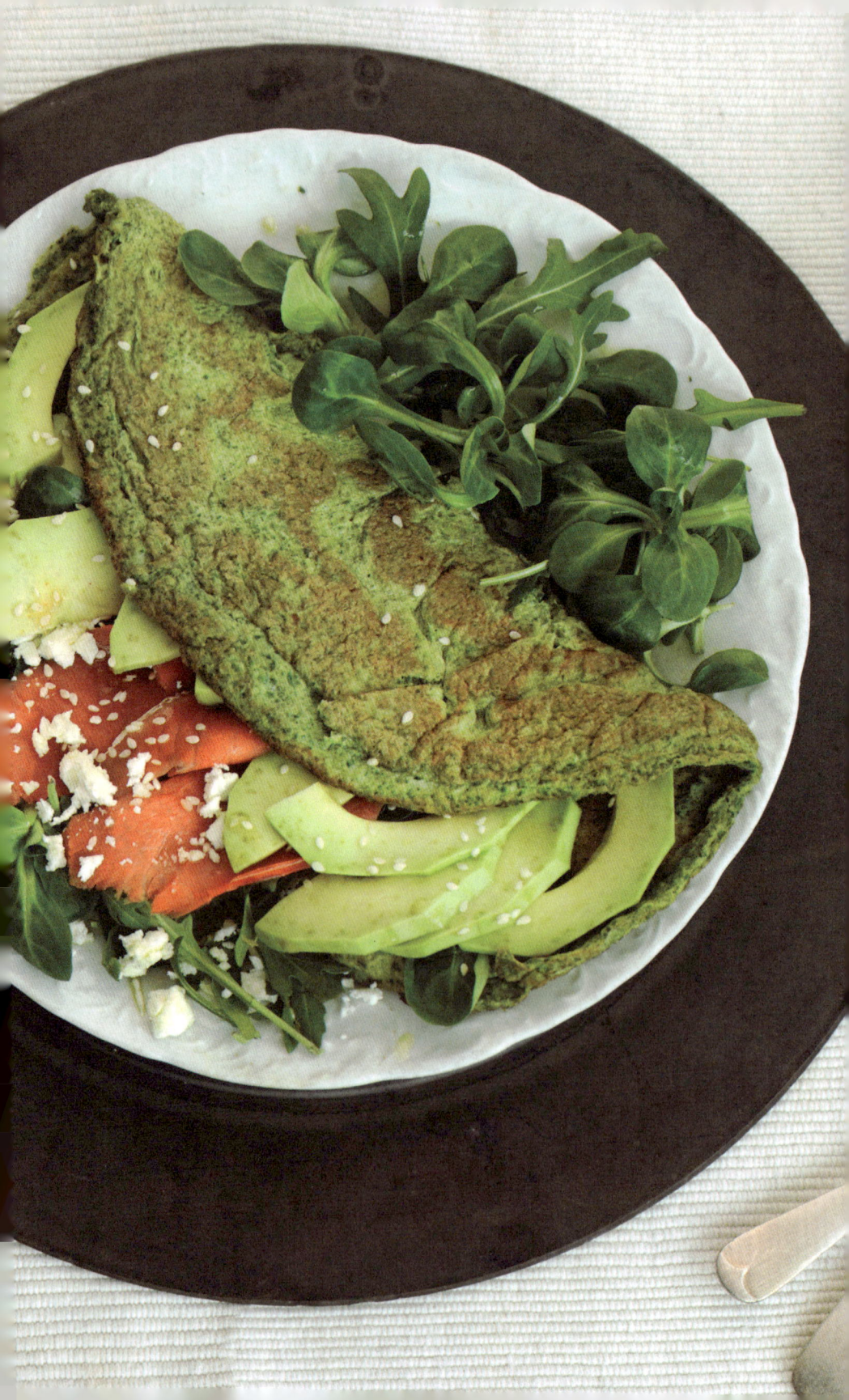

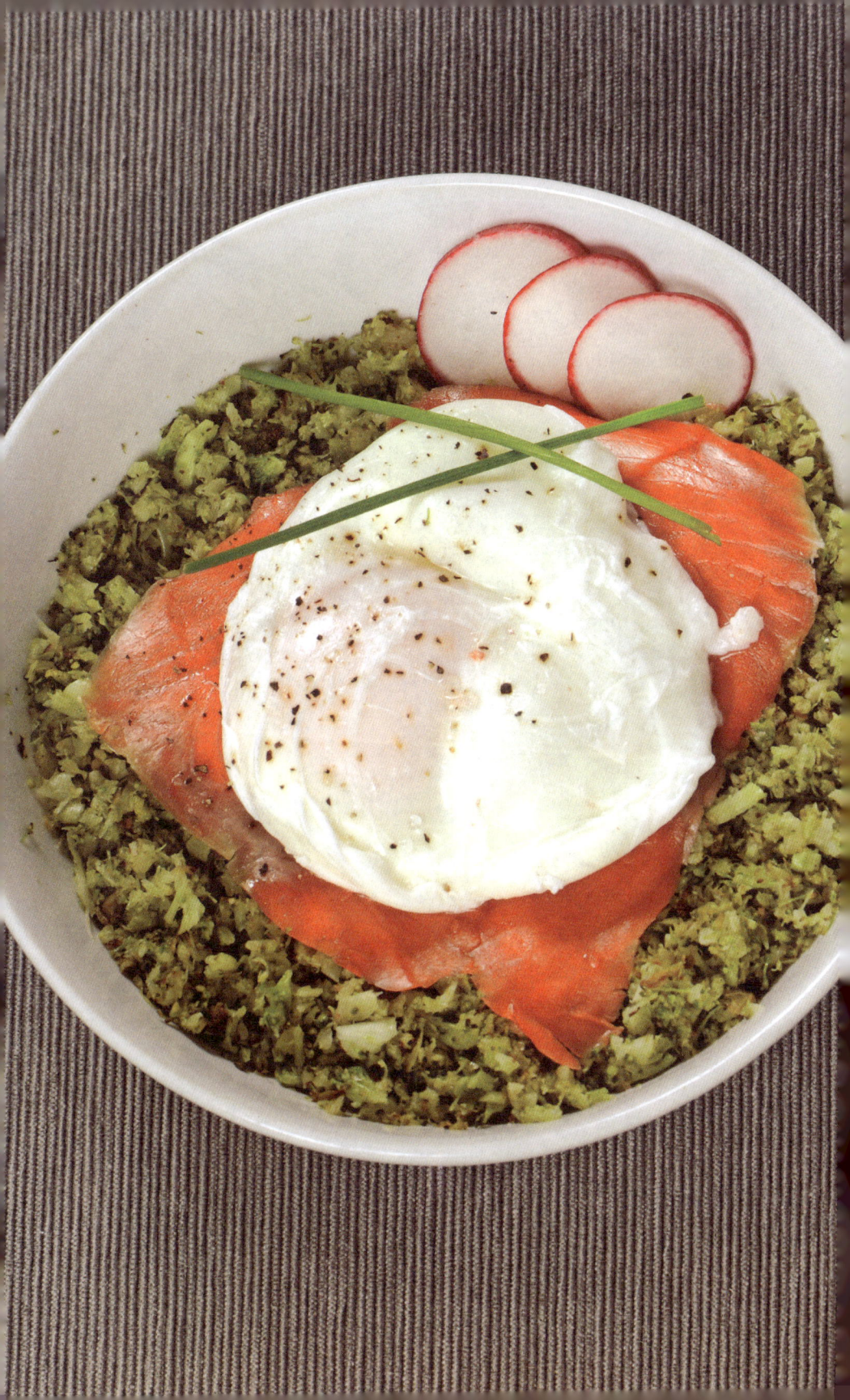

Bowl de brócolis, salmão e ovos escalfados

Ingredientes

- 250 g de brócolis triturado
- 50 g de salmão selvagem do Alasca defumado
- 2 ovos
- 1 colher de sopa de vinagre de sidra
- ¼ de colher de chá de pimenta-caiena
- 1 colher de chá de sal rosa
- 2 colheres de sopa de manteiga ghee
- 2 a 3 colheres de sopa (15 a 30 g) de couve fermentada (chucrute)
- 1 raminho de salsa triturada
- 200 ml de água

Modo de preparo

Numa frigideira antiaderente, derreta a manteiga ghee em fogo médio e adicione os brócolis triturados, a pimenta-caiena e o sal. Deixe cozinhar e tostar de 10 a 15 minutos.
Numa caçarola à parte, adicione água com o vinagre e deixe levantar fervura. Junte os ovos e deixe escalfar por 3 minutos.
Disponha os brócolis no fundo de uma tigela, adicione o salmão em pedaços e cubra com o ovo escalfado.
Salpique com a salsa triturada e sirva.

Dicas e sugestões

Rendimento: 2 porções.
Você pode substituir o arroz de brócolis por arroz de couve-flor. O salmão pode ser substituído por cavala ou atum. Use a criatividade!

Receita cedida por Cláudia Crespo

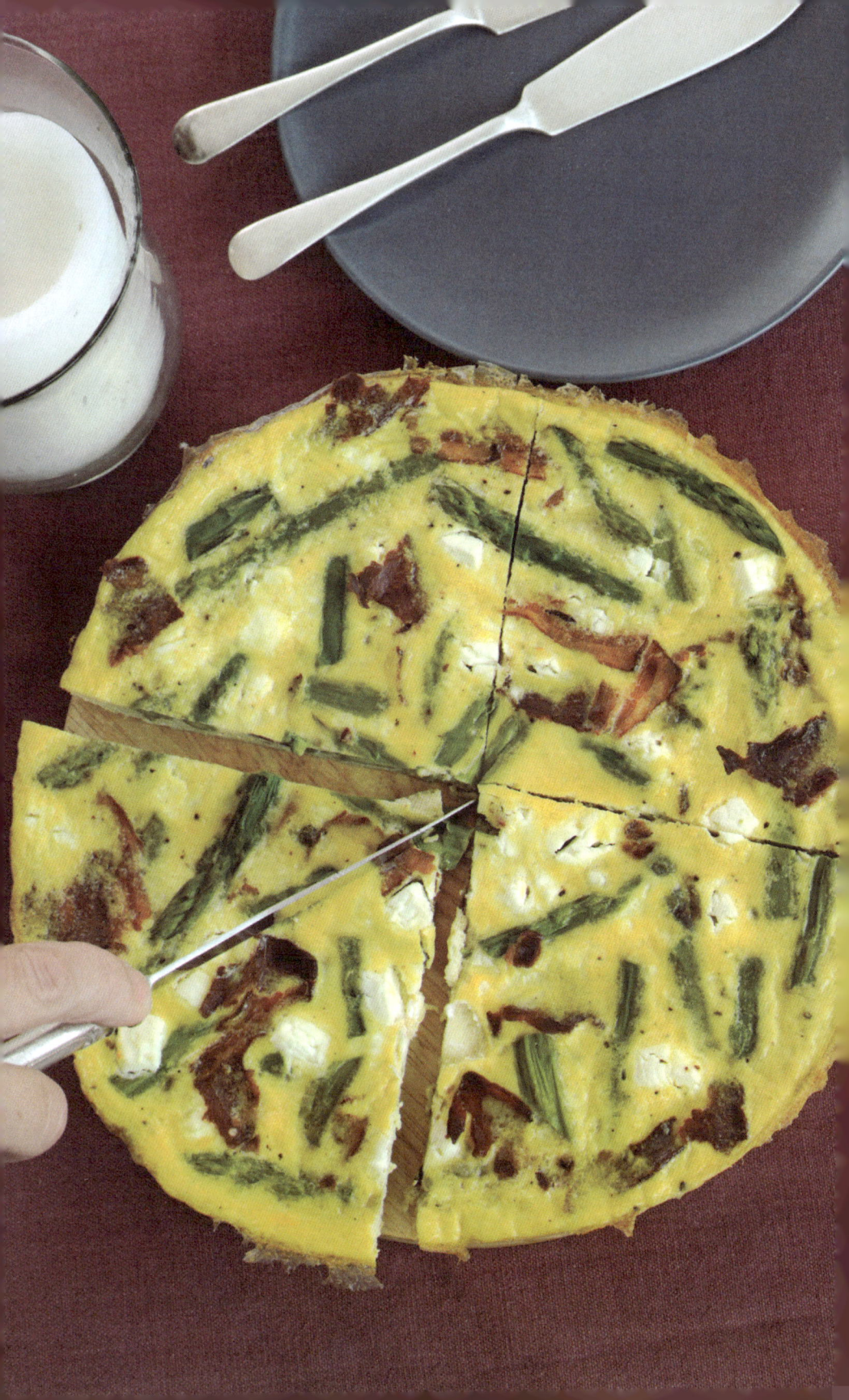

Tortilha de aspargos, bacon e queijo feta

Ingredientes

- 1 feixe de aspargos previamente escaldados
- 2 colheres de sopa de manteiga ghee
- 1 chalota triturada em pedaços
- Fatias de bacon tostadas e cortadas em pedaços
- 100 g de queijo feta em pedaços
- 6 ovos grandes
- 120 ml de leite de coco
- Sal e pimenta-preta a gosto

Modo de preparo

Numa frigideira de forno, derreta a manteiga ghee, adicione a chalota triturada em pedaços e deixe dourar.
Numa tigela, bata os ovos com o leite de coco, sal e pimenta a gosto e adicione a mistura à frigideira.
Cubra com o queijo feta, os pedaços de bacon e os aspargos cortados em pedaços e leve ao forno durante 15 minutos ou até dourar.
Sirva com salada de folhas verdes-escuras e abacate.

Dicas e sugestões

Não se esqueça de utilizar uma frigideira que possa ir ao forno. As de ferro fundido são ótimas para preparar tortilhas.

Receita cedida por Cláudia Crespo

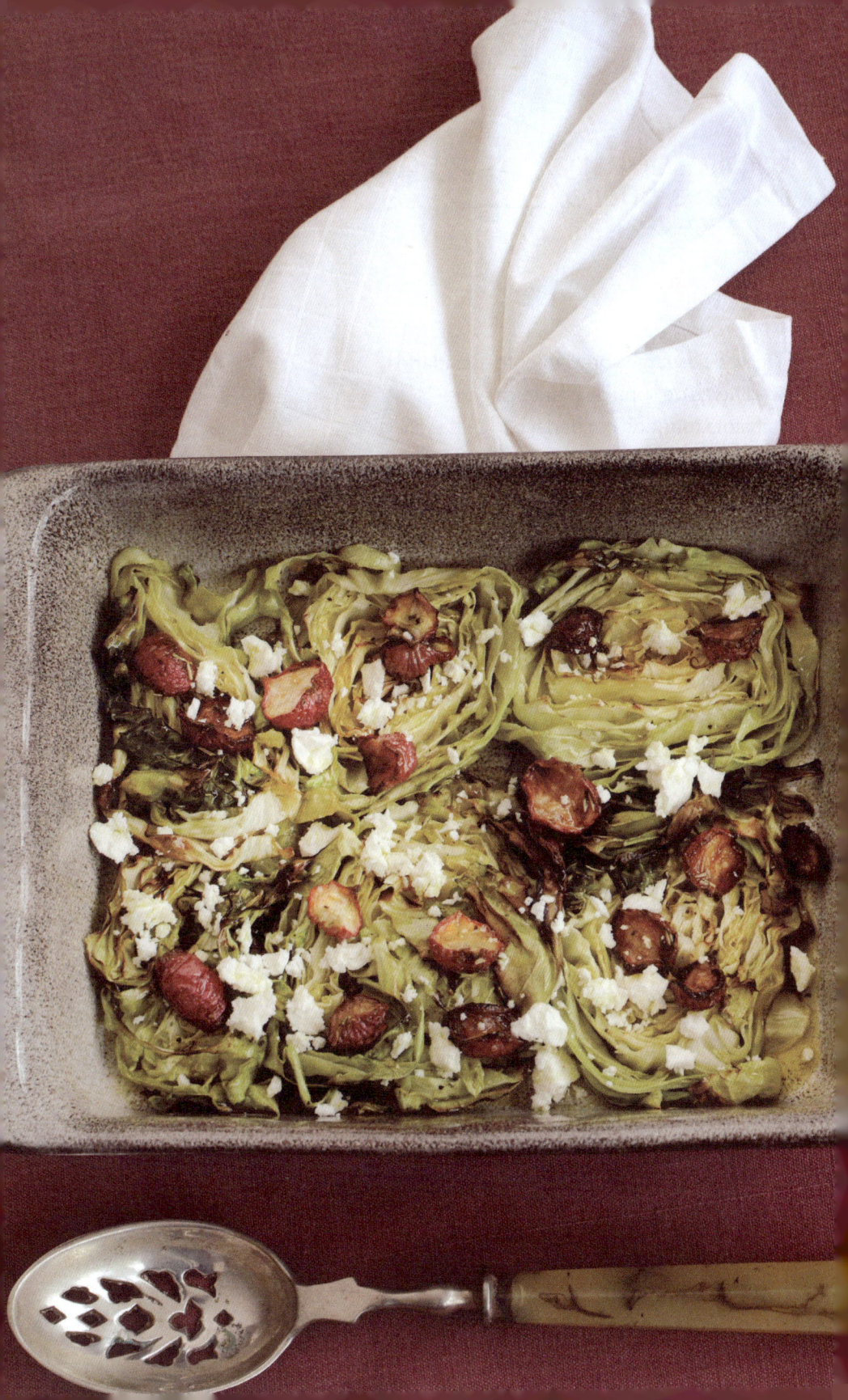

Repolho e rabanetes assados

Ingredientes

- 1 repolho
- 1 feixe de rabanetes frescos
- Azeite q.b.
- Tomilho ou orégano q.b.
- Lascas de queijo parmesão ou queijo de amêndoas e ervas q.b.
- Bagas de romã para decorar
- Sal q.b.

Modo de preparo

Preaqueça o forno a 180 °C. Lave e fatie o repolho e corte os rabanetes em quartos.

Sobre uma assadeira de forno, coloque uma folha de papel vegetal, a couve fatiada e os rabanetes.

Cubra com um fio de azeite, sal e tomilho.

Após 15 minutos, vire as fatias de couve para tostarem de ambos os lados. Os rabanetes necessitam de mais tempo no forno, aproximadamente 50 minutos.

Sirva as fatias de couve e os rabanetes assados e cubra com um pouco de queijo e bagas de romã. É um excelente acompanhamento para qualquer tipo de carne ou peixe.

Dicas e sugestões

Preste atenção ao tempo no forno. Se possível, utilize um temporizador, pois o repolho queima com muita facilidade.

Receita cedida por Cláudia Crespo

Chocolate *bark* com macadâmias tostadas

Ingredientes

- 1 tablete de chocolate amargo com 80-100% de cacau
- 1 colher de chá de óleo de coco
- 3 colheres de sopa de eritritol
- ½ colher de chá de extrato de baunilha/vagem de baunilha
- 1 pitada de sal rosa
- 60 g de macadâmias tostadas
- Lascas de coco tostadas

Modo de preparo

Derreta o chocolate em banho-maria com o óleo de coco.
Após derretido, retire do fogo e adicione o eritritol, sal, extrato de baunilha e mexa bem para que todos os aromas se envolvam no cacau derretido.
Disponha papel vegetal sobre uma assadeira e espalhe o chocolate sobre o papel vegetal, com a ajuda de uma espátula.
Polvilhe as macadâmias tostadas e as lascas de coco. Leve à geladeira durante 30 minutos.
Retire do frio e parta o chocolate em pedaços grandes.

Dicas e sugestões

Esta receita vai impressionar qualquer um. Polvilhe o chocolate com outros frutos secos e sementes.

Receita cedida por Cláudia Crespo

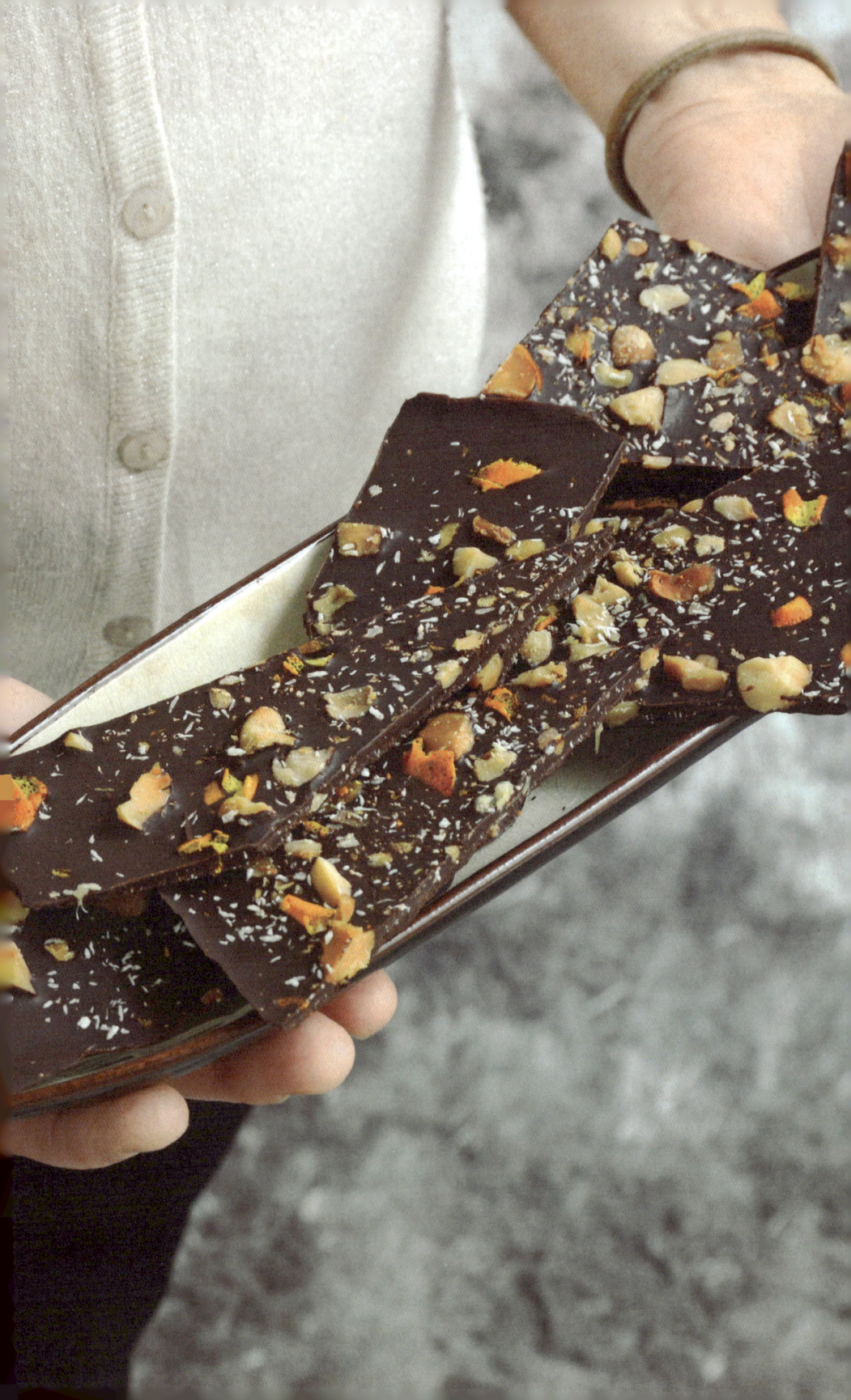

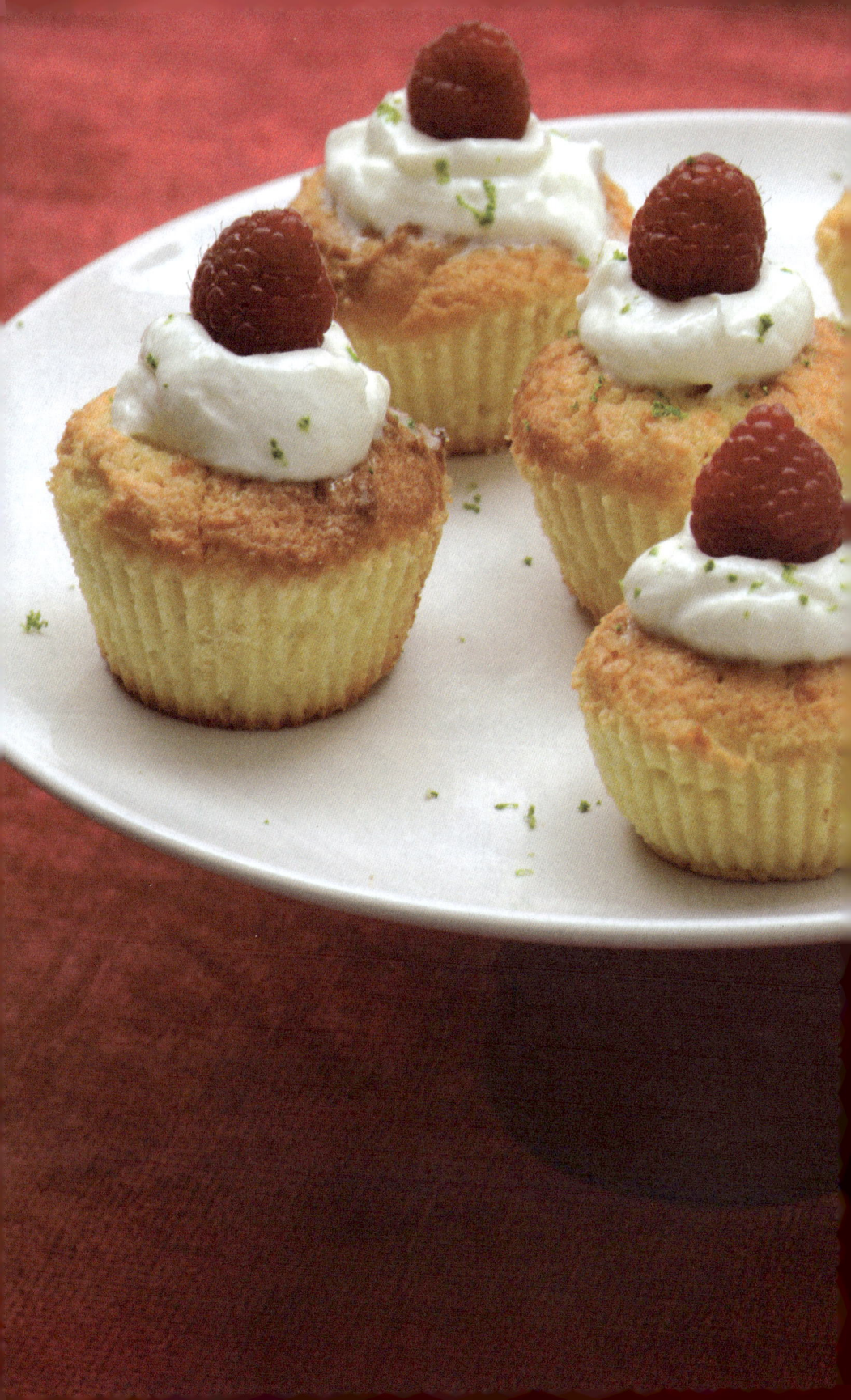

Bolinhos de limão e morango

Ingredientes

- 150 g de manteiga sem sal bio
- 125 g de eritritol
- Raspa e suco de 1 limão
- 4 ovos à temperatura ambiente
- 190 g de farinha de amêndoa
- 45 g de farinha de coco
- ¼ de colher de chá de fermento para bolos (sem glúten)
- ⅛ de colher de chá de sal

Cobertura:
- 200 g de *sour cream*
- 150 g de morango + alguns à parte
- 3 colheres de sopa de eritritol

Modo de preparo

Preaqueça o forno a 180 °C e unte uma forma de doze muffins com óleo de coco. Numa tigela grande, peneire a farinha de coco, o fermento e o sal.

Em seguida, com a ajuda de uma batedeira elétrica, bata a manteiga, o açúcar e as raspas de limão em alta velocidade, até que o preparado fique leve e fofo. Depois acrescente os ovos um por um, alternando com a farinha de amêndoa até ficar tudo bem homogêneo.

Reduza a velocidade da batedeira e adicione a mistura de farinha e o suco de limão até ficar homogêneo. Distribua a massa em cada uma das formas de muffins a aproximadamente ¾ da altura, para permitir que cresçam.

Leve ao forno e deixe cozinhar entre 30 e 40 minutos até dourar levemente.

Faça o teste do palito: se sair limpo, estão prontos.

Retire os bolos do forno e deixe esfriar de 10 a 15 minutos. Retire os bolinhos das formas e deixe esfriar por completo.

Para a cobertura:
Bata o *sour cream* com os morangos e o eritritol. Envolva tudo muito bem até obter um creme homogêneo. Cubra os bolinhos com um pouco do creme, morangos frescos em pedaços e sirva.

Dicas e sugestões

Para a cobertura, você pode substituir o *sour cream* por iogurte grego.

Receita cedida por Cláudia Crespo

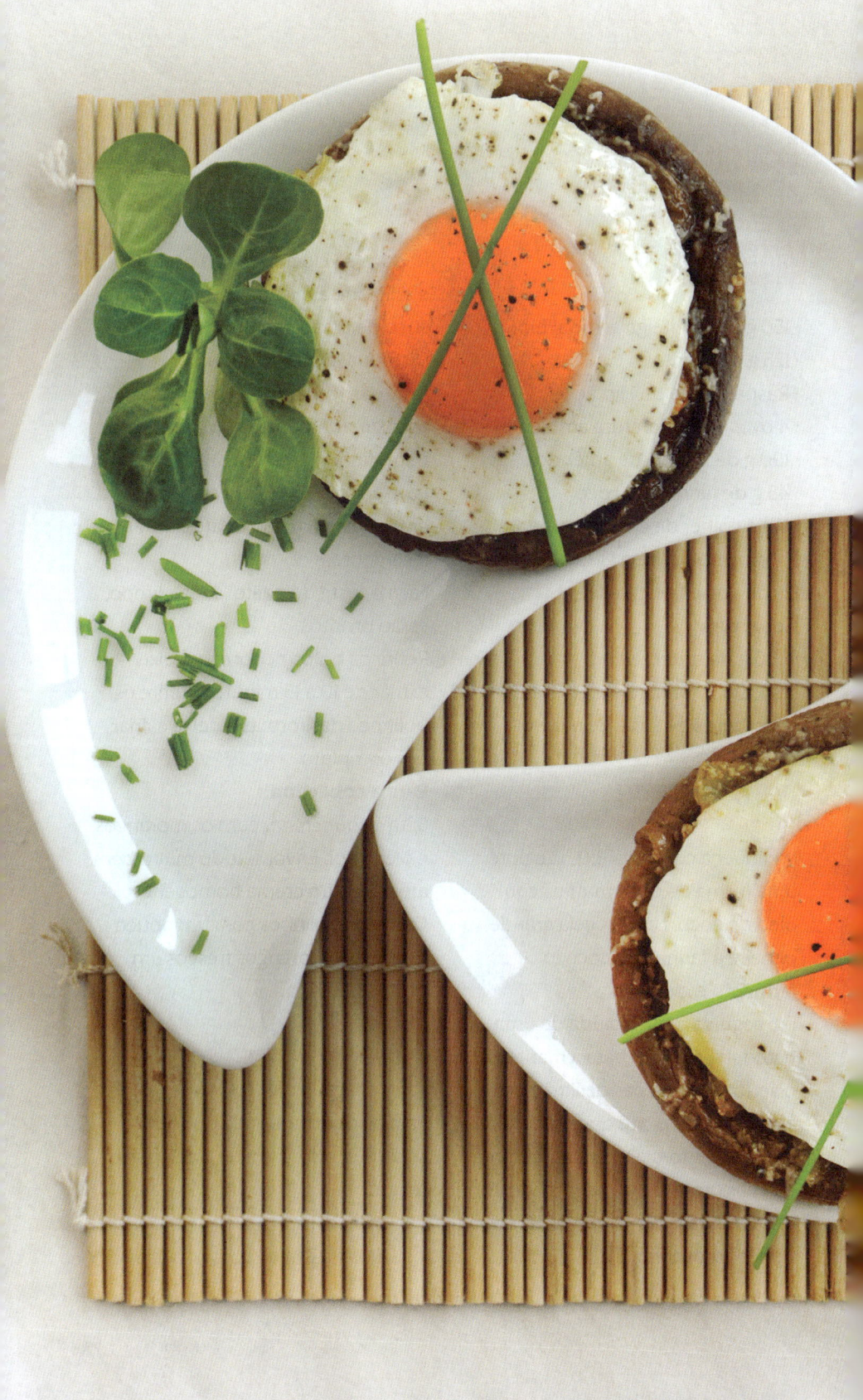

Cogumelos Portobello recheados

Ingredientes

- 2 cogumelos Portobello grandes
- 2 ovos
- 1 tomate pequeno
- ½ cebola pequena
- 2 dentes de alho
- Queijo parmesão q.b.
- Azeite q.b.
- Sal rosa do Himalaia q.b.
- Pimenta-preta q.b.
- Orégano q.b.

Modo de preparo

Preaqueça o forno a 180 °C.
Lave cuidadosamente os cogumelos para remover qualquer vestígio de terra. Seque-os com um guardanapo.
Com o auxílio de uma colher, raspe cuidadosamente (cuidado para não furar) o interior dos cogumelos e lhes extraia os pés, reservando-os.
Disponha os cogumelos em uma assadeira, tempere com um fio de azeite, sal e pimenta. Leve ao forno durante 20 a 25 minutos (na metade do tempo, vire os cogumelos, de modo a cozinhá-los uniformemente).
Pique os pés dos cogumelos bem fininhos, assim como o tomate, a cebola e os dentes de alho, e reserve.
Coloque um fio de azeite numa frigideira e adicione o preparado anterior. Tempere com sal e pimenta e deixe cozinhar durante cerca de 10 minutos. Reserve.
Recheie os cogumelos com o preparado anterior, polvilhe com queijo parmesão ralado e orégano. Leve ao forno durante cerca de 5 minutos ou até o queijo derreter. Reserve.

Para os ovos, aqueça uma frigideira e, quando estiver quente, adicione um fio de azeite.

Coloque os ovos na frigideira e tempere com sal e pimenta. Deixe cozinhar em fogo brando, sem tocar nos ovos. Retire-os do fogo assim que a clara estiver a seu gosto.

Disponha o ovo no topo do cogumelo e sirva.

Dicas e sugestões

Os deliciosos cogumelos Portobello são ótimos para aqueles dias mais frios, quando procuramos pratos mais reconfortantes e, ao mesmo tempo, rápidos de fazer e que nos saciem.

Como acompanhamento, você pode servir uma salada, legumes e purês, ou mesmo servir os cogumelos como entrada ou petisco.

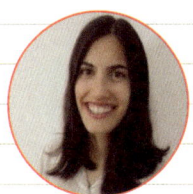

Receita de Ana Cláudia Ferreirinha, nutricionista das Clínicas Viver com experiência em nutrição funcional, jejum e dietas cetogênicas

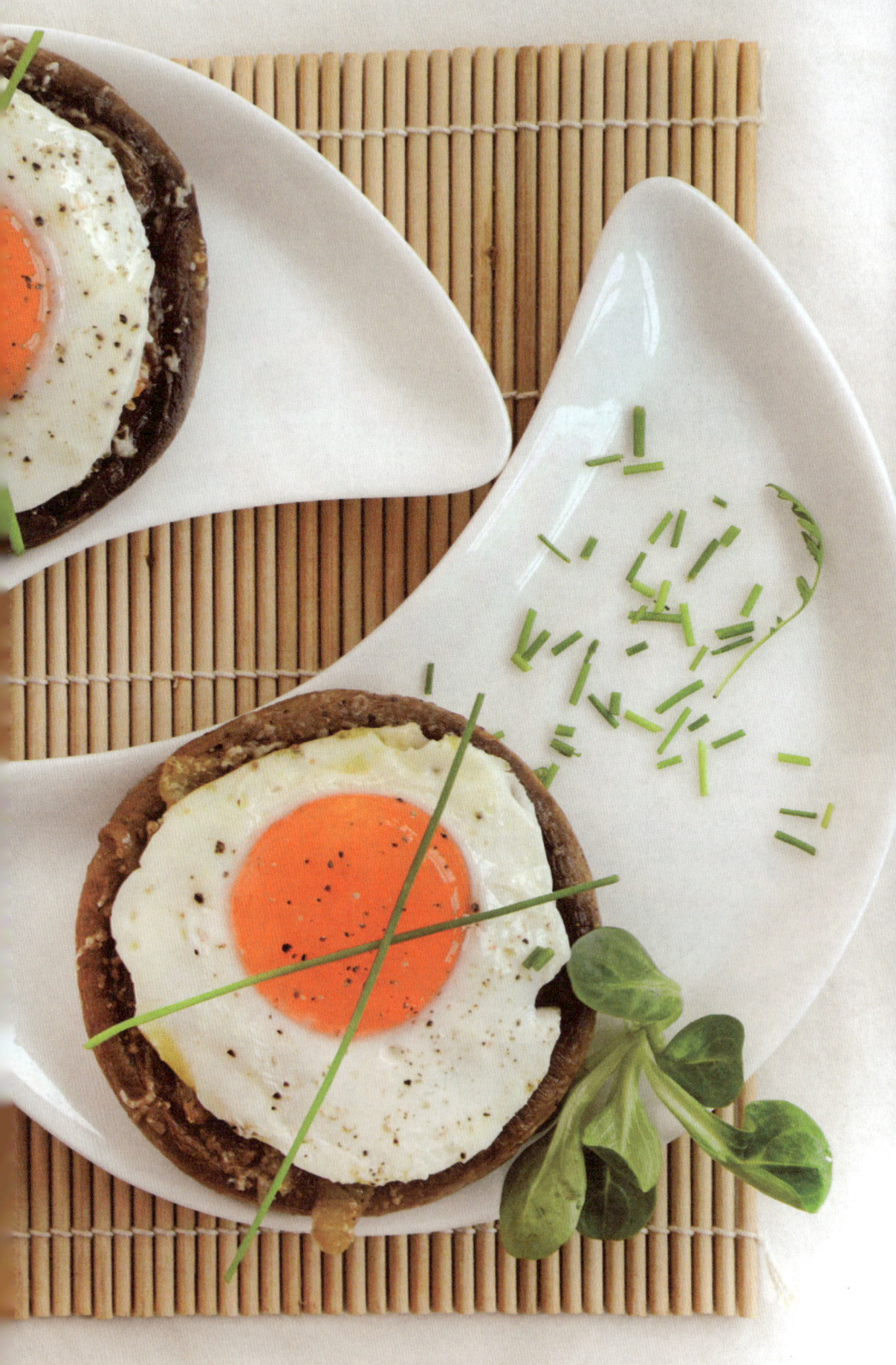

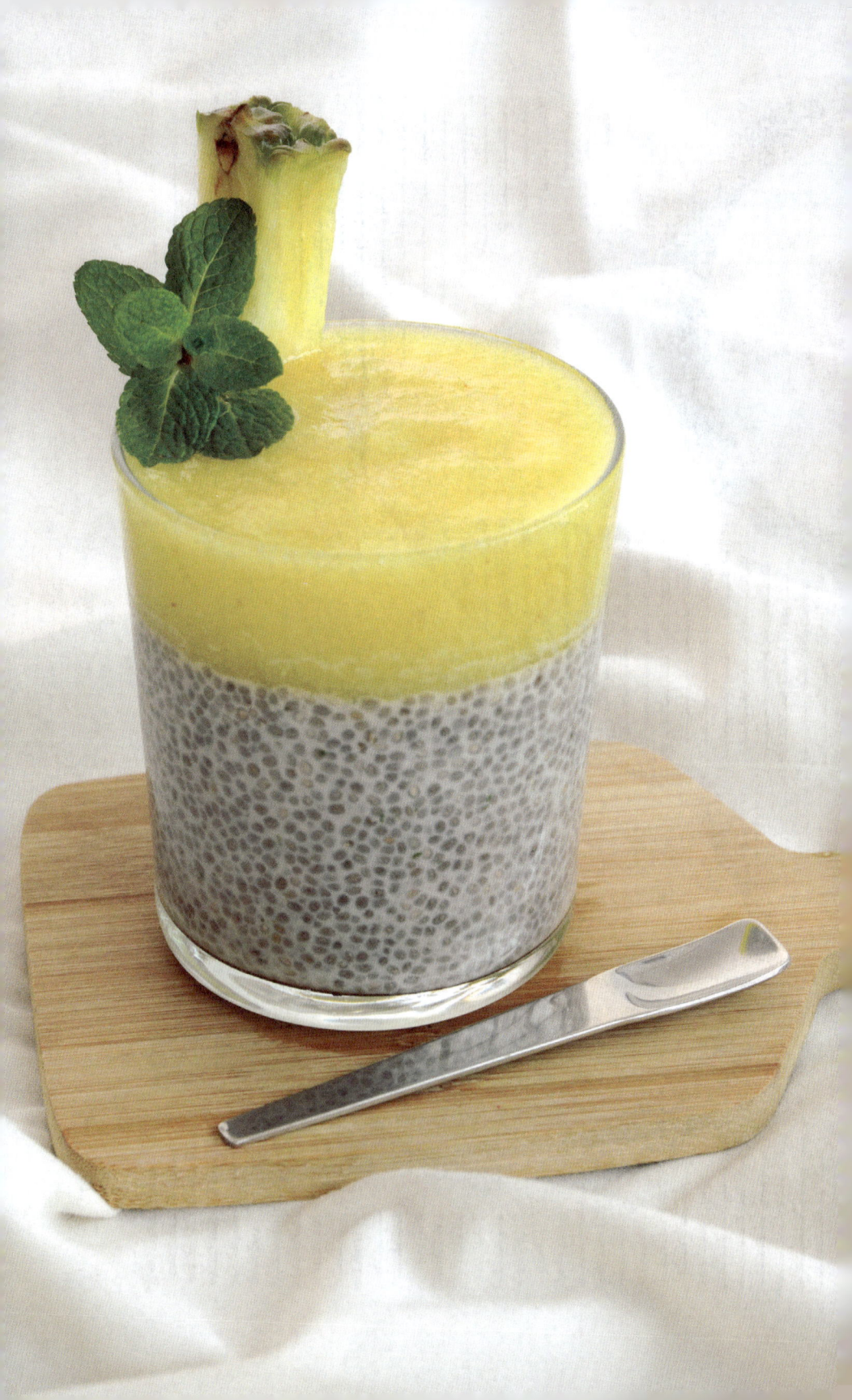

Pudim de chia, abacaxi e hortelã

Ingredientes

- 200 ml de bebida de coco
- 3 colheres de sopa de sementes de chia
- 1 rodela de abacaxi fresco
- 3 a 4 folhas de hortelã
- Eritritol ou estévia q.b. (opcional)
- Canela q.b. (opcional)

Modo de preparo

Triture de 2 a 3 folhas de hortelã com a bebida de coco.
Num frasco de vidro ou numa taça, coloque o preparado anterior com a chia e meia rodela de abacaxi em pequenos pedaços.
Junte o eritritol e envolva tudo com uma colher.
Leve à geladeira por 6 horas.
Triture com o *mixer* os pequenos pedaços de abacaxi restantes e coloque no topo do pudim.
Decore a gosto com a folha de hortelã restante ou polvilhe com canela.

Dicas e sugestões

Se ao fim de 6 horas o pudim ainda estiver líquido, deixe por mais 2 horas na geladeira. Se mesmo assim estiver pouco sólido, não desista!
Há sementes de chia que gelificam com mais facilidade do que outras. Caso ao fim de 8 horas não esteja gelificado, faça novamente a receita, adicionando mais 1 colher de sopa de chia ao preparado. A consistência deve ser idêntica à de um pudim.
Esta receita é ideal para lanche ou sobremesa. Você pode servir o pudim em copos menores, o que funciona melhor caso queira apresentá-lo como sobremesa.
Atenção, se estiver fazendo uma dieta cetogênica, substitua o abacaxi por frutas vermelhas, incluindo morangos.

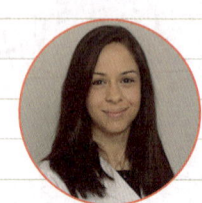

Receita de Margarida Inácio, nutricionista das Clínicas Viver com experiência na área funcional, jejum e dietas cetogênicas

Bibliografia

CAPÍTULO 2

Anton, S. D., Moehl, K., Donahoo, W. T., Marosi, K., Lee, S. A., Mainous, A. G. 3rd, Leeuwenburgh, C., Mattson, M. P. "Flipping the Metabolic Switch: Understanding and Applying the Health Benefits of Fasting". *Obesity (Silver Spring)*. Fevereiro 2018; 26(2): 254-268.

Bagherniya, M., Butler, A. E., Barreto, G. E., Sahebkar, A. "The effect of fasting or calorie restriction on autophagy induction: A review of the literature". *Ageing Research Reviews*. Novembro 2018; 47: 183-197.

De Cabo, R., Mattson, M. P. "Effects of Intermittent Fasting on Health, Aging, and Disease". *New England Journal of Medicine*. 26 dezembro 2019; 381(26): 2541-2551.

DiNicolantonio, J. J., McCarty, M. "Autophagy-induced degradation of Notch1, achieved through intermittent fasting, may promote beta cell neogenesis: implications for reversal of type 2 diabetes". *Open Heart*. 22 maio 2019; 6(1): e001028.

Klok, M. D., Jakobsdottir, S., Drent, M. L. "The role of leptin and ghrelin in the regulation of food intake and body weight in humans: a review". *Obesity Reviews*. Janeiro 2007; 8(1): 21-34.

Longo, V. D., Mattson, M.P. "Fasting: molecular mechanisms and clinical applications". *Cell Metabolism*. 4 fevereiro 2014; 19(2): 181-92.

Martinez-Lopez, N., Tarabra, E., Toledo, M., Garcia-Macia, M., Sahu, S., Coletto, L., Batista-Gonzalez, A., Barzilai, N., Pessin, J. E., Schwartz, G. J., Kersten, S., Singh, R. "System-wide Benefits of Intermeal Fasting by Autophagy". *Cell Metabolism*. 5 dezembro 2017; 26 (6): 856-871.e5.

Mattson, M. P., Longo, V. D., Harvie, M. "Impact of intermittent fasting on health and disease processes". *Ageing Research Reviews*. Outubro 2017; 39: 46-58.

Mattson, M. P., Moehl, K., Ghena, N., Schmaedick, M., Cheng, A. "Intermittent metabolic switching, neuroplasticity and brain health". *Nature Reviews Neuroscience*. Fevereiro 2018; 19(2): 63-80.

Raefsky, S. M., Mattson, M. P. "Adaptive responses of neuronal mitochondria to bioenergetic challenges: Roles in neuroplasticity and disease resistance". *Free Radical Biology and Medicine*. Janeiro 2017; 102: 203-216.

Tripolt, N. J., Stekovic, S., Aberer, F., Url, J., Pferschy, P. N., Schröder, S., Verheyen, N., Schmidt, A., Kolesnik, E., Narath, S. H., Riedl, R., Obermayer-Pietsch, B., Pieber, T. R., Madeo, F., Sourij, H. "Intermittent Fasting (Alternate Day Fasting) in Healthy, Non-obese Adults: Protocol for a Cohort Trial with an Embedded Randomized Controlled Pilot Trial". *Advances in Therapy*. Agosto 2018; 35(8): 1265-1283.

www.virtual.epm.br

CAPÍTULO 3

Anton, S. D., Moehl, K., Donahoo, W. T., Marosi, K., Lee, S. A., Mainous, A. G. 3rd, Leeuwenburgh, C., Mattson, M. P. "Flipping the Metabolic Switch: Understanding and Applying the Health Benefits of Fasting". *Obesity (Silver Spring)*. Fevereiro 2018; 26(2): 254-268.

De Amicis, R., Leone, A., Chiara, L., Foppiani, A., Ravella, S., Ravasenghi, S., Trentani, C., Ferraris, C., Veggiotti, P., De Giorgis, V., Tagliabue, A., Battezzati, A., Bertoli, S. "Long-Term Effects of a Classic Ketogenic Diet on Ghrelin and Leptin Concentration: A 12-Month Prospective Study in a Cohort of Italian Children and Adults with GLUT1-Deficiency Syndrome and Drug Resistant Epilepsy". *Nutrients*. 25 julho 2019; 11(8). pii: E1716.

Fan, Y., Wang, H., Liu, X., Zhang, J., Liu, G. "Crosstalk between the Ketogenic Diet and Epilepsy: From the Perspective of Gut Microbiota". *Mediators of Inflammation*. 3 junho 2019; 2019:8373060.

Hoddy, K. K., Kroeger, C. M., Trepanowski, J. F., Barnosky, A. R., Bhutani, S., Varady, K. A. "Safety of alternate day fasting and effect on disordered eating behaviors". *Nutrition Journal*. 6 maio 2015; 14:44.

Lindblad, F., Eickhoff, M., Forslund, A. H., Isaksson, J., Gustafsson, J. "Fasting blood glucose and HbA1c in children with ADHD". *Psychiatry Research*. 30 abril 2015; 226(2-3): 515-6.

Liu, G., Slater, N., Perkins, A. "Epilepsy: Treatment Options". *American Family Physician*. 17 julho 2017; 96(2): 87-96.

Longo, V. D., Mattson, M.P. "Fasting: molecular mechanisms and clinical applications". *Cell Metabolism*. 4 fevereiro 2014; 19(2): 181-92.

Martin, K., Jackson, C. F., Levy, R. G., Cooper, P. N. "Ketogenic diet and other dietary treatments for epilepsy". *Cochrane Database of Systematic Reviews*. 9 fevereiro 2016; 2: CD001903.

Mattson, M. P., Longo, V. D., Harvie, M. "Impact of intermittent fasting on health and disease processes". *Ageing Research Reviews*. Outubro 2017; 39: 46-58.

Nei, M., Ngo, L., Sirven, J. I., Sperling, M. R. "Ketogenic diet in adolescents and adults with epilepsy". *Seizure*. Junho 2014; 23(6): 439-42.

Packer, R. M., Law, T. H., Davies, E., Zanghi, B., Pan, Y., Volk, H. A. "Effects of a ketogenic diet on ADHD-like behavior in dogs with idiopathic epilepsy". *Epilepsy & Behavior*. Fevereiro 2016; 55: 62-8.

Raefsky, S. M., Mattson, M. P. "Adaptive responses of neuronal mitochondria to bioenergetic challenges: Roles in neuroplasticity and disease resistance". *Free Radical Biology and Medicine*. Janeiro 2017; 102: 203-216.

Tripolt, N. J., Stekovic, S., Aberer, F., Url, J., Pferschy, P. N., Schröder, S., Verheyen, N., Schmidt, A., Kolesnik, E., Narath, S. H., Riedl, R., Obermayer-Pietsch, B., Pieber, T. R., Madeo, F., Sourij, H. "Intermittent Fasting (Alternate Day Fasting) in Healthy, Non-obese Adults: Protocol for a Cohort Trial with an Embedded Randomized Controlled Pilot Trial". *Advances in Therapy*. Agosto 2018; 35(8): 1265-1283.

CAPÍTULO 4

Aksungar, F. B., Eren, A., Ure, S., Teskin, O., Ates, G. "Effects of intermittent fasting on serum lipid levels, coagulation status and plasma homocysteine levels". *Annals of Nutrition and Metabolism*. Março-abril 2005; 49(2): 77-82. Epub 29 março 2005.

Aksungar, F. B., Sarıkaya, M., Coskun, A., Serteser, M., Unsal, I. "Comparison of Intermittent Fasting Versus Caloric Restriction in Obese Subjects: A Two-Year Follow-Up". *The Journal of Nutrition, Health and Aging*. 2017; 21(6): 681-685.

Antoni, R., Johnston, K. L., Collins, A. L., Robertson, M. D. "Effects of intermittent fasting on glucose and lipid metabolism". *Proceedings of the Nutrition Society*. Agosto 2017; 76(3): 361-368.

Brandhorst, S., Longo, V. D. "Dietary Restrictions and Nutrition in the Prevention and Treatment of Cardiovascular Disease". *Circulation Research*. 15 março 2019; 124(6): 952-965.

Brandhorst, S., Longo, V. D. "Fasting and Caloric Restriction in Cancer Prevention and Treatment". *Recent Results Cancer Research*. 2016; 207: 241-66.

Brandhorst, S., Choi, I. Y., Wei, M., Cheng, C. W., Sedrakyan, S., Navarrete, G., Dubeau, L., Yap, L. P., Park, R., Vinciguerra, M., Di Biase, S., Mirzaei, H., Mirisola, M. G., Childress, P., Ji, L., Groshen, S., Penna, F., Odetti, P., Perin, L., Conti, P. S., Ikeno, Y., Kennedy, B. K., Cohen, P., Morgan, T. E., Dorff, T. B., Longo, V. D. "A Periodic Diet that Mimics Fasting Promotes Multi-System Regeneration, Enhanced Cognitive Performance, and Healthspan". *Cell Metabolism*. 7 julho 2015; 22(1): 86-99.

Buono, R., Longo, V. D. "When Fasting Gets Tough, the Tough Immune Cells Get Going-or Die". *Cell*. 22 agosto 2019; 178(5): 1038-1040.

Choi, I. Y., Piccio, L., Childress, P., Bollman, B., Ghosh, A., Brandhorst, S., Suarez, J., Michalsen, A., Cross, A. H., Morgan, T. E., Wei, M., Paul, F., Bock, M., Longo, V. D. "A Diet Mimicking Fasting Promotes Regeneration and Reduces Autoimmunity and Multiple Sclerosis Symptoms". *Cell Reports*. 7 junho 2016; 15(10): 2136-2146.

Cignarella, F., Cantoni, C., Ghezzi, L., Salter, A., Dorsett, Y., Chen, L., Phillips, D., Weinstock, G. M., Fontana, L., Cross, A. H., Zhou, Y., Piccio, L. "Intermittent Fasting Confers Protection in CNS Autoimmunity by Altering the Gut Microbiota". *Cell Metabolism*. 5 junho 2018; 27(6): 1222-1235.e6.

De Cabo, R., Mattson, M. P. "Effects of Intermittent Fasting on Health, Aging, and Disease". *New England Journal of Medicine*. 26 dezembro 2019; 381(26): 2541-2551.

Ganesan, K., Habboush, Y., Sultan, S. "Intermittent fasting: the choice for a healthier lifestyle". *Cureus*, v. 10, n. 7, p. 2947, julho 2018.

Grajower, M., Horne, B. "Clinical management of intermittent fasting in patients with diabetes mellitus". *Nutrients*. 18 abril 2019; 11(4) pii: E873.

Harjes, U. "The sugar loop". *Nature Reviews Cancer*. Setembro 2018; 18(9): 530-531.

Harjes, U., Kalucka, J., Carmeliet, P. "Targeting fatty acid metabolism in cancer and endothelial cells". *Critical Reviews in Oncology/Hematology*. Janeiro 2016; 97: 15-21.

Ismayilova, N., Leung, M. A., Kumar, R., Smith, M., Williams, R. E. "Ketogenic diet therapy in infants less than two years of age for medically refractory epilepsy". *Seizure*. Abril 2018; 57: 5-7.

Jansson, B. "Dietary, total body, and intracellular potassium-to-sodium ratios and their influence on cancer". *Cancer Detection and Prevention*. 1990; 14(5): 563-5.

Jansson, B. "Intracellular electrolytes and their role in cancer etiology". In Thompson, J. R., Brown, B. W., eds. *Cancer modeling*. Nova York: Marcel Dekker, 1987: 1-59.

Jansson, B. "Geographic cancer risk and intracellular potassium/sodium ratios". *Cancer Detection and Prevention*. 1986; 9(3-4): 171-94.

Jansson, B. "Potassium, sodium, and cancer: a review". *Journal of Environmental Pathology Toxicology and Oncology*. 1996; 15(2-4): 65-73.

Karakan, T. "Intermittent fasting and gut microbiota". *Turkish Journal of Gastroenterology*. Dezembro 2019; 30(12): 1008.

Liu, H., Javaheri, A., Godar, R. "Intermittent fasting preserves beta--cell mass in obesity-induced diabetes via the autophagy-lysosome pathway". *Autophagy*. 2017; 13(11): 1952-1968.

Malinowski, B., Zalewska, K., Węsierska, A., Sokołowska, M. M., Socha, M., Liczner, G., Pawlak-Osińska, K., Wiciński, M. "Intermittent Fasting in Cardiovascular Disorders-An Overview". *Nutrients*. 20 março 2019; 11(3). pii: E673.

Mattson, M. P., Longo, V. D., Harvie, M. "Impact of intermittent fasting on health and disease processes". *Ageing Research Reviews*. Outubro 2017; 39: 46-58.

Mattson, M. P., Moehl, K., Ghena, N., Schmaedick, M., Cheng, A. "Intermittent metabolic switching, neuroplasticity and brain health". *Nature Reviews Neuroscience*. Fevereiro 2018; 19(2): 63-80.

Nencioni, A., Caffa, I., Cortellino, S., *et al*. "Fasting and cancer: molecular mechanisms and clinical application". *Nature Reviews Cancer*. 2018; 18(11): 707-719.

Patterson, R. E., Sears, D. D. "Metabolic Effects of Intermittent Fasting". *Annual Review of Nutrition*. 21 agosto 2017; 37: 371-393.

Phillips, M. C. L. "Fasting as a Therapy in Neurological Disease". *Nutrients*. 17 outubro 2019; 11(10).

Safdie, F., Dorff, T., Quinn, D., Fontana, L., Wei, M., Lee, C., Cohen, P., Longo, V. D. "Fasting and cancer treatment in humans: A case series report". *Ageing Research Reviews*. Outubro 2017; 39: 46-58.

Santos, H. O., Macedo, R. C. O. "Impact of intermittent fasting on the lipid profile: Assessment associated with diet and weight loss". *Clinical Nutrition ESPEN*. Abril 2018; 24: 14-21.

Stockman, M. C., Thomas, D., Burke, J., Apovian, C. M. "Intermittent Fasting: Is the Wait Worth the Weight?". *Current Obesity Reports*. Junho 2018; 7(2): 172-185

Tinsley, G. M., La Bounty, P. M. "Effects of intermittent fasting on body composition and clinical health markers in humans". *Nutrition Reviews*. Outubro 2015; 73(10): 661-74.

Trepanowski, J. F., Kroeger, C. M., Barnosky, A., Klempel, M. C., Bhutani, S., Hoddy, K. K., Gabel, K., Freels, S., Rigdon, J., Rood, J., Ravussin, E., Varady, K. A. "Effect of Alternate-Day Fasting on Weight Loss, Weight Maintenance, and Cardioprotection Among Metabolically Healthy Obese Adults: A Randomized Clinical Trial". *JAMA Internal Medicine*. 1º julho 2017; 177(7): 930-938.

Wilkinson, M. J., Manoogian, E. N. C., Zadourian, A., Lo, H., Fakhouri, S., Shoghi, A., Wang, X., Fleischer, J. G., Navlakha, S., Panda, S., Taub, P. R. "Ten-Hour Time Restricted Eating Reduces Weight, Blood Pressure, and Atherogenic Lipids in Patients with Metabolic Syndrome". *Cell Metabolism*. 2 dezembro 2019.

Zubrzycki, A., Cierpka-Kmiec, K., Kmiec, Z., Wronska, A. "The role of low-calorie diets and intermittent fasting in the treatment of obesity and type-2 diabetes". *Journal of Physiology and Pharmacology*. Outubro 2018; 69(5).

CAPÍTULO 6

Elia, M., Wood, S., Khan, K., Pullicino, E. "Ketone body metabolism in lean male adults during short-term starvation, with particular reference to forearm muscle metabolism". *Clinical Science (London)*. Junho 1990; 78(6): 579-84.

Moraes, R. C. M., Portari, G. V., Ferraz, A. S. M., Da Silva, T. E. O., Marocolo, M. "Effects of intermittent fasting and chronic swimming exercise on body composition and lipid metabolism". *Applied Physiology, Nutrition, and Metabolism*. Dezembro 2017; 42(12): 1341-1346.

Murakami, K., Livingstone, M. B. "Eating Frequency Is Positively Associated with Overweight and Central Obesity in US Adults". *The Journal of Nutrition*, v. 145, nº 12, dezembro 2015, pp. 2715-2724.

Naharudin, M. N. B., Yusof, A. "The effect of 10 days of intermittent fasting on Wingate anaerobic power and prolonged high-intensity time-to-exhaustion cycling performance". *European Journal of Sport Science*. Junho 2018; 18(5): 667-676.

Real-Hohn, A., Navegantes, C., Ramos, K., Ramos-Filho, D., Cahuê, F., Galina, A., Salerno, V. P. "The synergism of high-intensity intermittent exercise and every-other-day intermittent fasting regimen on energy metabolism adaptations includes hexokinase activity and mitochondrial efficiency". *PLoS One*. 21 dezembro 2018; 13(12): e0202784.

Reynolds, Gretchen. Una Posible Estrategia para Bajar de Peso: *Ayunar Antes de Ejercitarte*. The New York Times, 27 maio 2019. Disponível em: https://www.nytimes.com/es/2019/05/27/espanol/perder-peso-ayuno-ejercicio.html. Acesso em: 29 ago. 2022.

Vieira, A. F., Costa, R. R., Macedo, R. C., Coconcelli, L., Kruel, L. F. "Effects of aerobic exercise performed in fasted v. fed state on fat and carbohydrate metabolism in adults: a systematic review and meta-analysis". *British Journal of Nutrition*. Outubro 2016; 116(7): 1153-1164. Epub 9 setembro 2016.

Zauner, C., Schneeweiss, B., Kranz, A., Madl, C., Ratheiser, K., Kramer, L., Roth, E., Schneider, B., Lenz, K. "Resting energy expenditure in short-term starvation is increased as a result of an increase in serum norepinephrine". *The American Journal of Clinical Nutrition*. Junho 2000; 71(6): 1511-5.

CAPÍTULO 7

Abdelwahab, M. G., Fenton, K. E., Preul, M. C., Rho, J. M., Lynch, A., Stafford, P., Scheck, A. C. "The ketogenic diet is an effective adjuvant to radiation therapy for the treatment of malignant glioma". *PLoS One*. 2012; 7(5): e36197.

Belsky, D. W., Caspi, A., Houts, R., Cohen, H. J., Corcoran, D. L., Danese, A., Harrington, H., Israel, S., Levine, M. E., Schaefer, J. D., Sugden, K., Williams, B., Yashin, A. I., Poulton, R., Moffitt, T. E. "Quantification of biological aging in young adults". *Proceedings of the National Academy of Sciences of the United States of America*. 28 julho 2015; 112(30): E4104-10. doi: 10.1073/pnas.1506264112. Epub 6 julho 2015.

Chowdhury, E. A., Richardson, J. D., Tsintzas, K., Thompson, D., Betts, J. A. "Effect of extended morning fasting upon ad libitum lunch intake and associated metabolic and hormonal responses in obese adults". *International Journal of Obesity (London)*. Fevereiro 2016; 40(2): 305-11.

Chung, H. Y., Park, Y. K. "Rationale, Feasibility and Acceptability of Ketogenic Diet for Cancer Treatment". *Journal of Cancer Prevention*. Setembro 2017; 22(3): 127-134.

Clayton, D. J., Barutcu, A., Machin, C., Stensel, D. J., James, L. J. "Effect of Breakfast Omission on Energy Intake and Evening Exercise Performance". *Medicine & Science in Sports & Exercise*. Dezembro 2015; 47(12): 2645-52.

Li, Z., Liu, Y., Zhao, W., Wu, X., Jiang, X., Yang, L., Xing, C., You, L., Song, J., Li, H. "Pathogenic Effects and Potential Regulatory Mechanisms of Tea Polyphenols on Obesity". *BioMed Research International*. 11 junho 2019; 2019: 2579-2734.

Longo, V. D., Fontana, L. "Calorie restriction and cancer prevention: metabolic and molecular mechanisms". *Trends in Pharmacological Sciences*. Fevereiro 2010; 31(2): 89-98.

Moraes, R. C. M., Portari, G. V., Ferraz, A. S. M., Da Silva, T. E. O., Marocolo, M. "Effects of intermittent fasting and chronic swimming exercise on body composition and lipid metabolism". *Applied Physiology, Nutrition, and Metabolism*. Dezembro 2017; 42(12): 1341-1346.

Paoli, A., Mancin, L., Bianco, A., Thomas, E., Mota, J. F., Piccini, F. "Ketogenic Diet and Microbiota: Friends or Enemies?". *Genes*. 2019; 10(7): 534.

Poff, A. M., Ari, C., Seyfried, T. N., D'Agostino, D. P. "The ketogenic diet and hyperbaric oxygen therapy prolong survival in mice with systemic metastatic cancer". *PLoS One*. 5 junho 2013; 8(6): e65522.

Schmidt, M., Pfetzer, N., Schwab, M., Strauss, I., Kämmerer, U. "Effects of a ketogenic diet on the quality of life in 16 patients with advanced cancer: A pilot trial". *Nutrition & Metabolism (London)*. 27 julho 2011; 8(1): 54.

CAPÍTULO 8

Cheng, C. W., Villani, V., Buono, R., Wei, M., Kumar, S., Yilmaz, O. H., Cohen, P., Sneddon, J. B., Perin, L., Longo, V. D. "Fasting-Mimicking Diet Promotes Ngn3-Driven β-Cell Regeneration to Reverse Diabetes". *Cell*. 23 fevereiro 2017; 168(5): 775-788.e12.

Choi, I. Y., Lee, C., Longo, V. D. "Nutrition and fasting mimicking diets in the prevention and treatment of autoimmune diseases and immunosenescence". *Molecular and Cellular Endocrinology*. 5 novembro 2017; 455: 4-12.

CAPÍTULO 9

Bauersfeld, S. P., Kessler, C. S., Wischnewsky, M., Jaensch, A., Steckhan, N., Stange, R., *et al*. "The effects of short-term fasting on quality of life and tolerance to chemotherapy in patients with breast and ovarian cancer: a randomized cross-over pilot study". *BMC Cancer*. 2018; 18(1): 476.

Brandhorst, S., Longo, V. D. "Dietary Restrictions and Nutrition in the Prevention and Treatment of Cardiovascular Disease". *Circulation Research*. 15 março 2019; 124(6): 952-965.

Brandhorst, S., Choi, I. Y., Wei, M., Cheng, C. W., Sedrakyan, S., Navarrete, G., Dubeau, L., Yap, L. P., Park, R., Vinciguerra, M., Di Biase, S., Mirzaei, H., Mirisola, M. G., Childress, P., Ji, L., Groshen, S., Penna, F., Odetti, P., Perin, L., Conti, P. S., Ikeno, Y., Kennedy, B. K., Cohen, P., Morgan, T. E., Dorff, T. B., Longo, V. D. "A Periodic Diet that Mimics Fasting Promotes Multi-System Regeneration, Enhanced Cognitive Performance, and Healthspan". *Cell Metabolism*. 7 julho 2015; 22(1): 86-99.

Choi, I. Y., Lee, C., Longo, V. D. "Nutrition and fasting mimicking diets in the prevention and treatment of autoimmune diseases and immunosenescence". *Molecular and Cellular Endocrinology*. 5 novembro 2017; 455: 4-12.

Chung, H. Y., Park, Y. K. "Rationale, Feasibility and Acceptability of Ketogenic Diet for Cancer Treatment". *Journal of Cancer Prevention*. Setembro 2017; 22(3): 127-134. Publicado on-line 30 setembro 2017.

De Groot, S., Vreeswijk, M. P., Welters, M. J., Gravesteijn, G., Boei, J. J., Jochems, A., *et al.* "The effects of short-term fasting on tolerance to (neo) adjuvant chemotherapy in HER2-negative breast cancer patients: a randomized pilot study". *BMC Cancer*. 2015; 15: 652.

Dorff, T. B., Groshen, S., Garcia, A., Shah, M., Tsao-Wei, D., Pham, H., *et al.* "Safety and feasibility of fasting in combination with platinum-based chemotherapy". *BMC Cancer*. 2016; 16: 360.

Longo, V. Interview with Professor Valter Longo. *FEMS Yeast Research*. 23 novembro 2017.

Mattison, J. A., Roth, G. S., Beasley, T. M., Tilmont, E. M., Handy, A. M., Herbert, R. L., Longo, D. L., Allison, D. B., Young, J. E., Bryant, M., Barnard, D., Ward, W. F., Qi, W., Ingram, D. K., De Cabo, R. "Impact of caloric restriction on health and survival in rhesus monkeys from the NIA study". *Nature*. 13 setembro 2012; 489(7415): 318-21.

Ong, P. S., Wang, L. Z., Dai, X., Tseng, S. H., Loo, S. J., Sethi, G. "Judicious Toggling of mTOR Activity to Combat Insulin Resistance and Cancer: Current Evidence and Perspectives". *Frontiers in Pharmacology*. 2016; 7: 395.

Rangan, P., Choi, I., Wei, M., Navarrete, G., Guen, E., Brandhorst, S., Enyati, N., Pasia, G., Maesincee, D., Ocon, V., Abdulridha, M., Longo, V. D. "Fasting-Mimicking Diet Modulates Microbiota and Promotes Intestinal Regeneration to Reduce Inflammatory Bowel Disease Pathology". *Cell Reports*. 2019; 26(10): 2704-2719.e6.

Ruderman, N. B., Carling, D., Prentki, M., Cacicedo, J. M. "AMPK, insulin resistance, and the metabolic syndrome". *The Journal of Clinical Investigation*. 2013; 123(7): 2764-2772.

Safdie, F. M., Dorff, T., Quinn, D., Fontana, L., Wei, M., Lee, C., *et al.* "Fasting and cancer treatment in humans: A case series report". *Aging* (Albany, NY). 2009; 1(12): 988-1007.

Ułamek-Kozioł, M., Czuczwar, S. J., Januszewski, S., Pluta, R. "Ketogenic Diet and Epilepsy". *Nutrients*. Outubro 2019; 11(10): 2510. Publicado on-line 18 outubro 2019.

Weber, D. D., Aminzadeh-Gohari, S., Tulipan, J., Catalano, L., Feichtinger, R. G., Kofler, B. "Ketogenic diet in the treatment of cancer – Where do we stand?". *Molecular Metabolism*. Março 2020; 33: 102-121. Publicado on-line 27 julho 2019.

Wei, M., Brandhorst, S., Shelehchi, M., Mirzaei, H., Cheng, C. W., Budniak, J., Groshen, S., Mack, W. J., Guen, E., Di Biase, S., Cohen, P., Morgan, T. E., Dorff, T., Hong, K., Michalsen, A., Laviano, A., Longo, V. D. "Fasting-mimicking diet and markers/risk factors for aging, diabetes, cancer, and cardiovascular disease". *Science Translational Medicine*. 15 fevereiro 2017; 9(377). pii: eaai8700.

CAPÍTULO 10

Alkahtani, S. A., King, N. A., Hills, A. P., Byrne, N. M. "Effect of interval training intensity on fat oxidation, blood lactate and the rate of perceived exertion in obese men". *Springerplus*. 2003; 2: 532.

Amaro-Gahete, F. J., Ruiz, J. R. "Methodological issues related to maximal fat oxidation rate during exercise: Comment on: Change in maximal fat oxidation in response to different regimes of periodized high-intensity interval training (HIIT)". *European Journal of Applied Physiology*. Setembro 2018; 118(9): 2029-2031.

Amri, J., Parastesh, M., Sadegh, M., Latifi, S. A., Alaee, M. "High-intensity interval training improved fasting blood glucose and lipid profiles in type 2 diabetic rats more than endurance training; possible involvement of irisin and betatrophin". *Physiology International*. 1º setembro 2019; 106(3): 213-224.

Astorino, T. A., Schubert, M. M. "Changes in fat oxidation in response to various regimes of high intensity interval training (HIIT)". *European Journal of Applied Physiology*. Janeiro 2018; 118(1): 51-63.

Grajower, M., Horne, B. "Clinical management of intermittent fasting in patients with diabetes mellitus". *Nutrients*. 18 abril 2019; 11(4) pii: E873.

Agradecimentos

A vontade de transmitir conhecimento e informações nas quais acreditamos incondicionalmente constitui um forte impulso e é a minha grande motivação enquanto autora de livros sobre saúde.

Nesse sentido, quando terminamos um livro, sentimos a vontade de dizer a quem devemos agradecer. Não há dúvida de que o queira fazer à minha família, pela paciência e apoio que sempre me dão e especialmente por acreditarem no meu trabalho e seguirem descontraidamente os meus conselhos.

Também devo agradecer à minha equipe, porque estão diariamente ao meu lado na luta e no apoio a todos os que nos pedem ajuda. Mudamos a vida de muitas pessoas, e essa alteração constitui um processo com altos e baixos, com idas e vindas, com desmotivação e empenho. Somente com uma equipe dedicada, atenta e presente é possível guiar os doentes e levá-los a um bom porto.

Desta vez, contudo, vou dedicar este livro e agradecer a todas as pessoas que recorrem a nós. Elas são a razão e a motivação para a continuidade deste trabalho.

Esta é e será sempre minha grande motivação: continuar a melhorar a vida das pessoas.

Por tudo isso, um enorme agradecimento!

**Acreditamos
nos livros**

Este livro foi composto em Eskorte Latin e
impresso pela Gráfica Santa Marta para a
Editora Planeta do Brasil em setembro de 2022.